Veröffentlichungen aus der
Forschungsstelle für Theoretische Pathologie

(Professor Dr. med. Dr. phil. Dr. med. h. c. H. Schipperges)

der Heidelberger Akademie der Wissenschaften

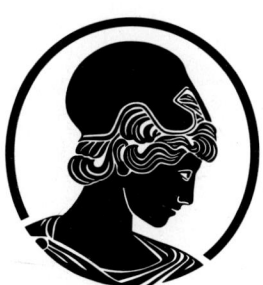

W. Doerr H. Schaefer H. Schipperges (Hrsg.)

Der Mensch in seiner Eigenwelt

Anthropologische Grundfragen
einer Theoretischen Pathologie

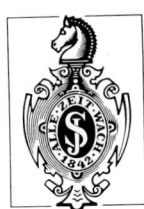

Springer-Verlag
Berlin Heidelberg New York
London Paris Tokyo
Hong Kong Barcelona
Budapest

Prof. Dr. Dres. h. c. Wilhelm Doerr
em. Direktor des Pathologischen Instituts
der Universität Heidelberg
Ludolf-Krehl-Str. 46, W-6900 Heidelberg

Prof. Dr. med. Dr. med. h. c. Hans Schaefer
em. Direktor des Physiologischen Instituts
der Universität Heidelberg
Karl-Christ-Str. 19, W-6900 Heidelberg

Prof. Dr. med. Dr. phil. Dr. med. h. c. Heinrich Schipperges
em. Direktor des Instituts für Geschichte der Medizin
Schriesheimer Str. 59, W-6915 Dossenheim

ISBN 3-540-54601-4 Springer-Verlag Berlin Heidelberg New York

Satz: Elsner & Behrens GmbH, 6836 Oftersheim
25/3140-543210 – Gedruckt auf säurefreiem Papier

Zum Geleit

Theoretische Pathologie – als besondere Form der Krankheitsforschung – entspricht im großen und ganzen der „Tradition der Heidelberger Schule". Sie ruht – so Wilhelm Doerr im Geleitwort 1967 – „in gleichem Maße auf naturwissenschaftlichen *und* geisteswissenschaftlichen Grundlagen". Theoretische Pathologie in diesem Sinne sei „Voraussetzung für das Verständnis der im gleichen Maße geistig determinierten ‚Eigenwelt' des Menschen".

Von dieser – 1967 bereits im „Geleitwort" zur Habilitationsschrift von Wolfgang Jacob apostrophierten – Eigenwelt soll im folgenden die Rede sein, und dies in Abgrenzung gegen analoge Begriffe wie Umwelt (Ökologie), Mitwelt (Kommunikation), Arbeitswelt (Ergologie) oder Erlebniswelt (Psychologie), Grundbegriffe, die alle in einem interdisziplinären Diskurs stehen, ohne einer verbindlichen Lösung zugeführt zu sein.

Grundfragen dieser Art waren für die Herausgeber Veranlassung, in einer Gedenkfeier für den Heidelberger Pathologen und Sozialmediziner Professor Dr. Wolfgang Jacob diese Thematik am 20. Oktober 1989 im Pathologischen Institut der Universität Heidelberg einem erlesenen Gelehrtenkreis vorzustellen.

Es ist sicherlich kein Zufall, daß diese Gedankengänge erneut bei der Geburtstagsfeier eines Gelehrten Aktualität gewannen, der sich zeitlebens dieser Problematik gewidmet hat. Wilhelm Doerr sah in der Habilitationsschrift von Wolfgang Jacob bereits 1967 „den Anfang eines neuen Typus unserer traditionellen Krankheitslehre", eines Typus – wie Doerr damals im „Geleitwort" schrieb –, „der mehr ist als eine Allgemeine Pathologie im konventionellen Sinne und den man bezeichnen könnte als Theoretische Pathologie".

Heidelberg, im März 1991   Die Herausgeber

Verzeichnis der Autoren

BECKER, VOLKER
Prof. Dr. med. Direktor des Path. anat. Instituts
Krankenhausstr. 8–10, 8520 Erlangen

DOERR, WILHELM
Prof. Dr. med. em. Direktor des Pathologischen Instituts
Ludolf-Krehl-Str. 46, 6900 Heidelberg

ENGELHARDT, DIETRICH VON
Prof. Dr. phil. Direktor des Instituts für Medizin-
und Wissenschaftsgeschichte
Königstraße 42, 2400 Lübeck 1

JACOB, WOLFGANG
Prof. Dr. med., Thoma-Str. 30, 8204 Brannenburg/Inn

SCHAEFER, HANS
Prof. Dr. med. em. Direktor des Physiologischen Instituts
Karl-Christ-Str. 19, 6900 Heidelberg

SCHIPPERGES, HEINRICH
Prof. Dr. med. em. Direktor des Instituts für Geschichte der Medizin
Schriesheimer Str. 59, 6915 Dossenheim

Inhaltsverzeichnis

Biographisches Präludium

Medicus viator

WILHELM DOERR

Als ich zum ersten Nachkriegssemester in Heidelberg die kommissarische Leitung des Pathologischen Institutes zu übernehmen hatte, zwar glücklich, den Schrecken des Krieges und einer längeren Gefangenschaft entronnen zu sein, gleichwohl ängstlich wegen der heranstehenden Aufgaben in Unterricht und praktischem Tagewerk, trat an einem der letzten Novembertage 1945 Herr Dr. W. Jacob mit der Frage an mich heran, ob ich ihn als Assistenten einstellen könnte. Ich erhob die „Anamnese" und erfuhr folgendes:

Wolfgang Jacob war am 18. September 1919 in Bremen geboren. Sein Vater war der schon 1936 verstorbene internistische Chefarzt eines konfessionellen Krankenhauses Professor Dr. Ludwig Jacob. Die Familie stammte aus der Rheinpfalz. Jacob besuchte das humanistische Gymnasium; nach dem Tod des Vaters Übersiedelung der Familie nach München; Abitur am Max-Gymnasium ebendort 1937. Es folgten Arbeitsdienst und eine $1\frac{1}{2}$ jährige aktive Militärdienstzeit (bei einem bespannten Artillerieregiment) in Potsdam. 1939 durfte W. J. trotz Kriegsausbruch das Medizinstudium aufnehmen. Es war selbstverständlich, daß W. J. in der Nähe der Familie –, Mutter und Geschwistern –, also in München, blieb. Trotz mehrerer Kriegseinsätze – Frankreich, Rußland – gelang es, das Studium noch 1944 mit dem medizinischen Staatsexamen „mit Prädikat" abzuschließen. Im Frühjahr 1944 heiratete er Eva Dacqué, Tochter des zu seiner Zeit sehr berühmt gewesenen Paläontologen Professor Edgar Dacqué. Ein „richtiger" Onkel Jacobs war der mir durch meinen Lehrer Schmincke persönlich bekannte Hirnforscher Professor Hugo Spatz. Jacob war promoviert und hatte die Medizinalpraktikantenzeit im Res. Laz. Bad Reichenhall, und zwar in US-amerikanischer Kriegsgefangenschaft, jedenfalls teilweise, abgeleistet.

Als W. J. vor mich hintrat, trug er eine Art von militärischer Kleidung. Die materielle Not schien drückend. Unser Gespräch war herzerfrischend, W. J. agierte temperamentvoll, klar, klug, sympathisch. Ich stellte ihn zum 01. Dezember 1945 ein. Jetzt hatte ich drei Assistenten, die Herren Jacob, Wolfgang Schulz und Friedrich Kootz, die Zukunft schien nicht mehr so „verhangen".

Die Herren Schulz und Kootz waren schon im Sommer 1945 gewonnen worden. Durch die Bestimmungen der damaligen Militärregierung wurden viele Collegen, jedenfalls temporär, suspendiert. Es war schwierig, eine vita minima institutionis pathologiae zu erhalten.

Wir nahmen Jacob gern in unseren Kreis. Unser Chef, Alexander Schmincke, hatte „Hausverbot", wir mußten uns selbst helfen. Es war unvorstellbar viel zu tun. Jacob

Einführung
in die pathologische
Anatomie

III.

Sektionskurs, mikroskopische Technik, Kurs der patholog. Histologie.

Man sieht statt dessen einen breiten Saum von senkrecht zur Herzmuskulatur stehenden Gefäßchen. Es handelt sich um Kapillaren. Ihre En-
dothelien sind sehr zierlich begrenzt. Die Gefäßchen wachsen in ein besonderes Entzündungsgebiet hinein. Die Oberfläche der äußeren Herzhaut ist
bedeckt von rot gefärbten „amorphen" Massen, Häufchen und Zotten. Es
handelt sich um Faserstoff (Fibrin).

In der Umgebung der in die Fibrinmassen hineinwachsenden Kapillaren
liegen Zellen. Die starke Vergrößerung entlarvt sie als Leukozyten, Lym-
phozyten und spindelige Elemente mit bläschenförmigen Kernen, also als
Fibrozyten. Das Wachstumsziel der Kapillaren ist das Durchdringen der
Fibrinmassen und deren Organisation. Mit den Kapillaren wandern Binde-
gewebszellen in das Faserstoffgebiet hinein und erzeugen so zunächst eine
locker bindegewebige zellreiche Narbe, die später derb, fest, faserreich,
zell- und gefäßarm, weißlich und schwielig wird.

Die Folgen einer akuten fibrinösen Pericarditis können in einer Herz-
beutelverwachsung oder gar Obliteration zu sehen sein.

Anm. 1) An der rechtzeitigen Fertigstellung nachfolgender Zeilen hat Herr Dr. Jacob,
Assistent am Institut, durch seine Mitarbeit großen Anteil.

---

1 9 4 7

Druck: Heidelberger Gutenberg-Druckerei GmbH. Heidelberg

Abb. 1. Textprobe aus dem Leitfaden

---

arbeitete mit aller Kraft. Die aus dem Krieg zurückgekehrten Studenten, aber
auch die „displaced persons", d. h. Heimatvertriebene, Staatenlose, Collegen mo-
saischen Glaubens, die den Schrecken der NS-Herrschaft entronnen waren, sie alle
entwickelten einen Lerneifer, den man sich schwer vorstellen kann. Jacob besaß
einige Vorkenntnisse, er wurde bald zu einer Säule in den großen Kursen (Kurs
der Sektionstechnik, histopathologischer Kursus), ja er schrieb (1946/47) einen
damals weit verbreiteten *Leitfaden der mikroskopischen Pathologie* (Abb. 1). Jacob
hatte bald die „Elemente der Pathologie" intus, er war Schüler und Lehrer
zugleich.

Was uns verband, war die Liebe zur *Individualpathologie* (in der Prägung von R. Rössle, C. Froboese und Fr. Curtius), die Neigung nämlich, die Lebensgeschichte der uns anvertrauten Fälle und die Problemgeschichte der erklärungsbedürftigen Krankheiten zu erhellen. Ein damals aktuelles Problem fesselte uns lange, nämlich die *Methylthiourazilwirkung auf die Schilddrüse* (Ärztliche Forschung 1:266, 1947). W. J. kam aufgrund seiner Untersuchungen am Einsendegut des Institutes zu dem Schluß, daß ein epitheliotroper Mechanismus vorliegen müsse, was damals gar nicht klar und mit der uns zur Verfügung stehenden Technik nicht zu beweisen war (Abb. 2). Jacobs Annahme kam einem Indizienbeweis nahe. Eine gleichsam „jacobspezifische" Besonderheit „seiner" Pathologie bestand in einer „beseelten Organologie". Diese Haltung machte mir Jacob aufgrund der Untersuchung dreier Fälle von „Myocardite pigmentaire", d. h. einer Herzmuskelschädigung bei Hämochromatose deutlich: Jacob hatte die Fälle SN 1094/46 und SN 1629/47 obduziert, ich selbst die Leiche eines 37ährigen Tierarztes untersucht. Der Befall des Myocard durch Eisenpigment war sehr bemerkenswert, die besondere Belastung der spezifischen Muskulatur (RLS) frappierend (Dissertation Eicher). Jacob neigte dazu, im RLS „Seele" und „Motor" des Herzmuskels zu erkennen (Abb. 3).

So wie der Magen vielfach als „Resonanzboden" der Seele gilt, so glaubte W. J. vergleichbare Funktionszusammenhänge auch für den Herzmuskel annehmen zu dürfen. Es ist, als ob W. J. schon 1946 das erst jetzt erschienene Buch von H. Schipperges (1989) „Die Welt des Herzens" und die ewige Gültigkeit des Satzes „lapit cor cura" gekannt hätte. *Hier*, d. h. an solchen Diskussionspunkten, trennten sich unsere Verständigungsmöglichkeiten (Doerr 1950).

Zum 01. 08. 1947 kehrte Professor Schmincke in sein Institut zurück. Der hohe Geistesflug von W. J. war unserem lieben alten Chef nicht immer angenehm. Schmincke war fast 70 Jahre alt, als er reaktiviert wurde. Es ist verständlich, daß der Gedankenaustausch zwischen dem himmelstürmenden Jacob und dem durch die Schwierigkeiten der Zeit und die Last der Jahre gebeugten Meister nicht immer gelingen wollte. Jacob wuchs bald über unseren damaligen Kreis hinaus, suchte und fand Kontakt mit der Inneren Medizin Siebecks und der Psychosomatik Viktor v. Weizsäckers. Schon 1946/47 nahm er regelmäßig an Seminaren und Fallvorstellungen in der Ludolf-Krehl-Klinik teil. W. J. versteht sich selbst als „Schüler des Heidelberger Arztes und Philosophen Viktor v. Weizsäcker" und rang von jetzt an – wohl über 40 Jahre – mit grundsätzlichen Fragen einer medizinischen Anthropologie, den socialen Dimensionen der Krankheiten und mit der Socialpathologie öffentlich wirksamer Entscheidungsprozesse.

Am 09. 03. 1948 schied Jacob (zum ersten Male) aus dem Pathologischen Institut aus. Er aktivierte seine Bemühungen in der Arbeitsgemeinschaft für Socialpathologie der Abendakademie Mannheim *und* um eine Komplettierung der Ausbildungsstationen für die Erlangung der damals so bezeichneten Vollapprobation. Vom 01. 09. 1948 wurde W. J. planmäßiger Assistent an der Medizinischen Klinik des Städtischen Krankenhauses Mannheim (damaliger Chefarzt Professor Helmut Hahn). Im Januar 1950 trat Jacob als Assistent an die Seite von Professor Dr. Dr. Erwin Gaubatz, der ein vielseitig gebildeter Arzt, ein überzeugter anthroposophischer Christenmensch *und* ein souveräner Kenner der Pathologie der Lungentuberkulose war, also in das Tuberkulosekrankenhaus Heidelberg-Rohrbach.

WOLFGANG JACOB

Schilddrüse und Thiouracil unter besonderer Berücksichtigung pathologisch-anatomischer Befunde

Aus dem Pathologischen Institut der Universität Heidelberg (Beauftragter Leiter: Dozent Dr. W. Doerr)

Unter den modernen Chemotherapeutica hat in den letzten Jahren das Thiouracil eine nicht unbeträchtliche Bedeutung erlangt. Wenn dieses Heilmittel in seiner Anwendungsmöglichkeit und Vielseitigkeit auch längst nicht an die Bedeutung der Sulfonamide und des Penicillins heranreicht — jener Heilmittel, die einen geradezu triumphartigen Siegeszug durch die moderne Medizin angetreten haben —, so zeigt doch die intensive Beschäftigung aller Länder und Kliniken mit diesem Präparat, daß seine Anwendung für die Erforschung der Schilddrüsenfunktion, aber auch für die Behandlung von Schilddrüsenkrankheiten neue Möglichkeiten zu bieten scheint.

durch längerdauernde Verabreichung von Allylthioharnstoff ebenfalls Schilddrüsenvergrößerungen.

Ausschlaggebend für die spätere therapeutische Behandlung waren die von E. B. Astwood in Amerika in den Jahren 1942 und 1943 systematisch durchgeführten Untersuchungen von über 100 „thyreostatischen" Substanzen, als deren wirksamste das Thiouracil sich erwies. Astwood zögerte nicht, auf Grund der Ergebnisse seiner Tierversuche dieses Präparat in die Heilkunde einzuführen.

Damit war ein neues Chemotherapeuticum entdeckt.

Bemerkenswert ist die Verbesserung des Thiouracils durch Anfügen einer Methylgruppe, das Methylthiouracil

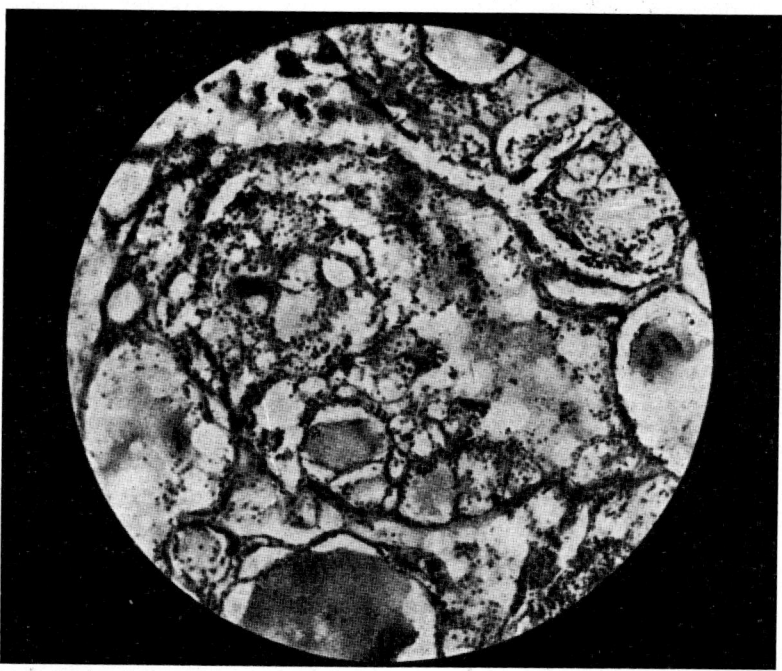

Abb. 2.

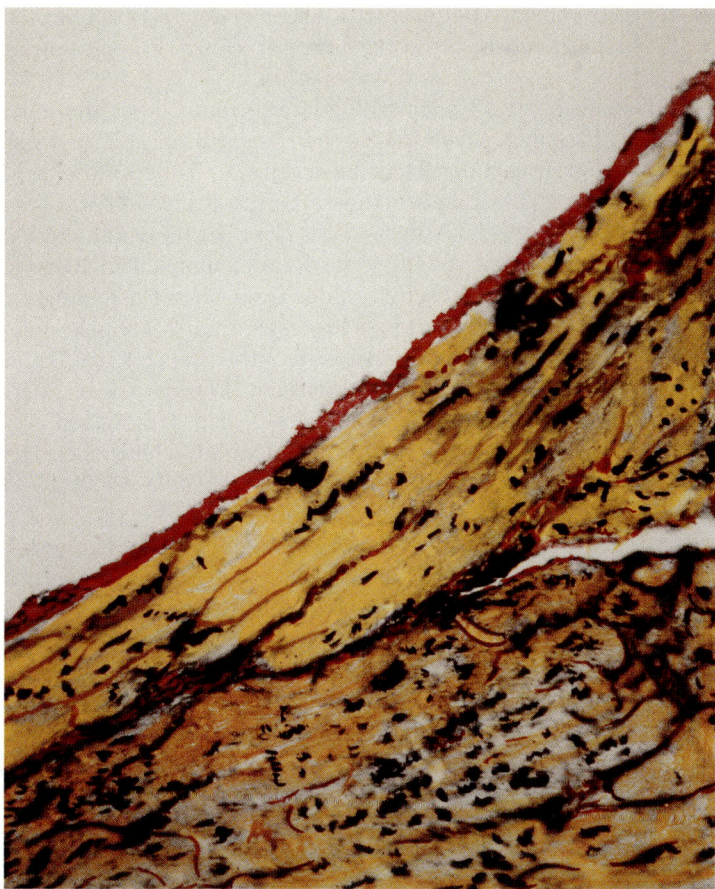

Abb. 3. Linker Schenkel des Reizleitungssystems des Herzens in einem Falle von Hämochromatose. Die dunkelfarbenen Schollen entsprechen der Eisenablagerung. Wir sprachen im Institutsjargon von „Verrostung". – Das Bild ist entlehnt aus der unter W. Jacobs Leitung entstandenen Dissertation Eicher.

Dieser Weg Jacobs schien mir seinerzeit, hatte ich ihn kennen, achten, ja gerne zu haben gelernt, *angemessen:* Der Lehrmeister war in Ordnung, die Tuberkulose als Krankheit ein damals noch unbewältigtes Problem, pathoplastische Bedingungen der Tiefenpsyche wurden erörtert, aber auch die technische und apparative Seite der Krankenbehandlung war anspruchsvoll.

Wer Jacob „nur" als philosophisch engagierten Arzt und Forscher sieht, erfaßt nur einen Teil seiner Begabungen. Erstaunlicherweise konnte er mit „Maß und Zahl" umgehen, epidemiologische Zusammenhänge quantifizieren, ja technisch-apparative Neuerungen in der Klinik Rohrbach entwickeln (Spirometrie; Anästhesie). Er bemühte sich auch um die diagnostische Zytologie von Sputum und Bronchiallavagen. Immer wieder einmal fand er den Weg zu mir, – Professor Schmincke war mit dem 30. September 1949 emeritiert worden, Edmund Randerath (aus der Schule von

Paul Huebschmann) hatte zum 01. Oktober das Institut übernommen –, um unklare Fälle zu besprechen, bevor er sich mit seinen Präparaten zum neuen Chef hingetraute.

Allein auch in Rohrbach schlug seine Neigung, den Menschen und besonders den Kranken in seiner psychophysischen Verschränkung zu verstehen, durch. W. J. nahm an den Fragen der Resocialisierung der Tuberkulosekranken lebhaften Anteil und unterzog sich neben der Tagesarbeit in Rohrbach dem Studium der Tiefenpsychologie bei Alexander Mitscherlich. Nach 10 Jahre anhaltender Bemühungen, von 1955 an als Oberarzt, verließ er das Krankenhaus Heidelberg-Rohrbach und wurde wissenschaftlicher Mitarbeiter an der Deutschen Forschungsanstalt für Psychiatrie in München. An der Hand von Professor Paul Matussek, eines Schülers von Kurt Schneider in Heidelberg, intensivierte Jacob seine socialpsychiatrischen Arbeiten. Ihm waren die Stufen des seitherigen Wanderweges unerbittlich notwendige Stationen gleich Wegmarken, die ihn – den Wegsucher – zu dem eigentlichen Zentralmassiv einer wohl verstandenen wissenschaftlichen Heilkunde vorbereiten und führen sollten, zur *inneren Medizin im Sinne des Krehlschen Erbes.* Siebecks Nachfolger war Karl Matthes, ein feinsinniger Gelehrter und gütiger Mensch. Die Nachfolge v. Weizsäckers war seinerzeit noch offen; sie wurde erst später (1966) durch die Berufung von Paul Christian geregelt. Was Matthes realisieren wollte, entsprach etwa dem, was man in Heidelberg unter „basaler Anthropologie" verstand. W. J. arbeitete von 1961 bis 1963 an der Matthesschen Klinik im Rahmen eines Forschungsauftrages über „Socialpathologie" innerer Erkrankungen.

Allein, das Glück gefunden zu haben, fand mit dem frühen Tod von Karl Matthes (1962) ein gleichsam natürliches Ende. Am 01. October 1963 trat Jacob erneut in das Pathologische Institut (W. Doerr) ein. Wieder fing er an der Basis der im Laufe von 15 Jahren veränderten Pathologie (1948–1963) an. Es war ihm keine Arbeit zuviel, sein gutes Beispiel wirkte förderlich und stimulierend bei allen Mitarbeitern, die guten Willens waren. W. J. beschäftigte sich mit der „Geistesgeschichte der socialen Pathologie und der allgemeinen Krankheitslehre Virchows". Es war selbstverständlich, daß er die Summe seiner Erfahrungen „im Umgang mit Virchows geistigem Nachlaß" in einer Monographie zusammenstellte (Abb. 4), die von der Medizinischen Fakultät Heidelberg als Habilitationsschrift gern akzeptiert wurde. Am 30. 06. 1966 wurde Jacob für Allgemeine Pathologie habilitiert. Jetzt sammelte er eine Reihe von Facharztprädikaten ein (Innere Medizin, Pneumonologie, Anästhesiologie, Pathologie), die durch die „Zusatzbezeichnung Psychotherapie" (am 30. 09. 1966) eine gleichsam natürliche Vervollständigung fanden.

Scheinbar im Gegensatz zu den seither bevorzugt gepflegten Arbeitsrichtungen und -themen offenbarte sich *jetzt* die mathematische Begabung Jacobs – für mich unerwartet – durch ein neues Verfahren sog. Dokumentation, das „codelessscanning". Hierüber sprach er in der Medizinischen Fakultät im Rahmen seines Habilitationscolloquiums. Er bestand die Prüfung glänzend. Daraufhin wurde Jacob mit der Leitung „Abteilung für Dokumentation, historische und sociale Pathologie" betraut. Am 27. 04. 1967 hatte die Deutsche Gesellschaft für Pathologie auf Antrag von Professor H.-W. Altmann (Würzburg) W. J. mit der Vertretung aller Belange der Dokumentation im Rahmen des Gesamtfaches beauftragt. Es gelang der methodische Ausbau der Basis-Dokumentation in der Pathologie nach den „Prinzipien modernster elektronischer Datenverarbeitung zur Gewinnung exakter stati-

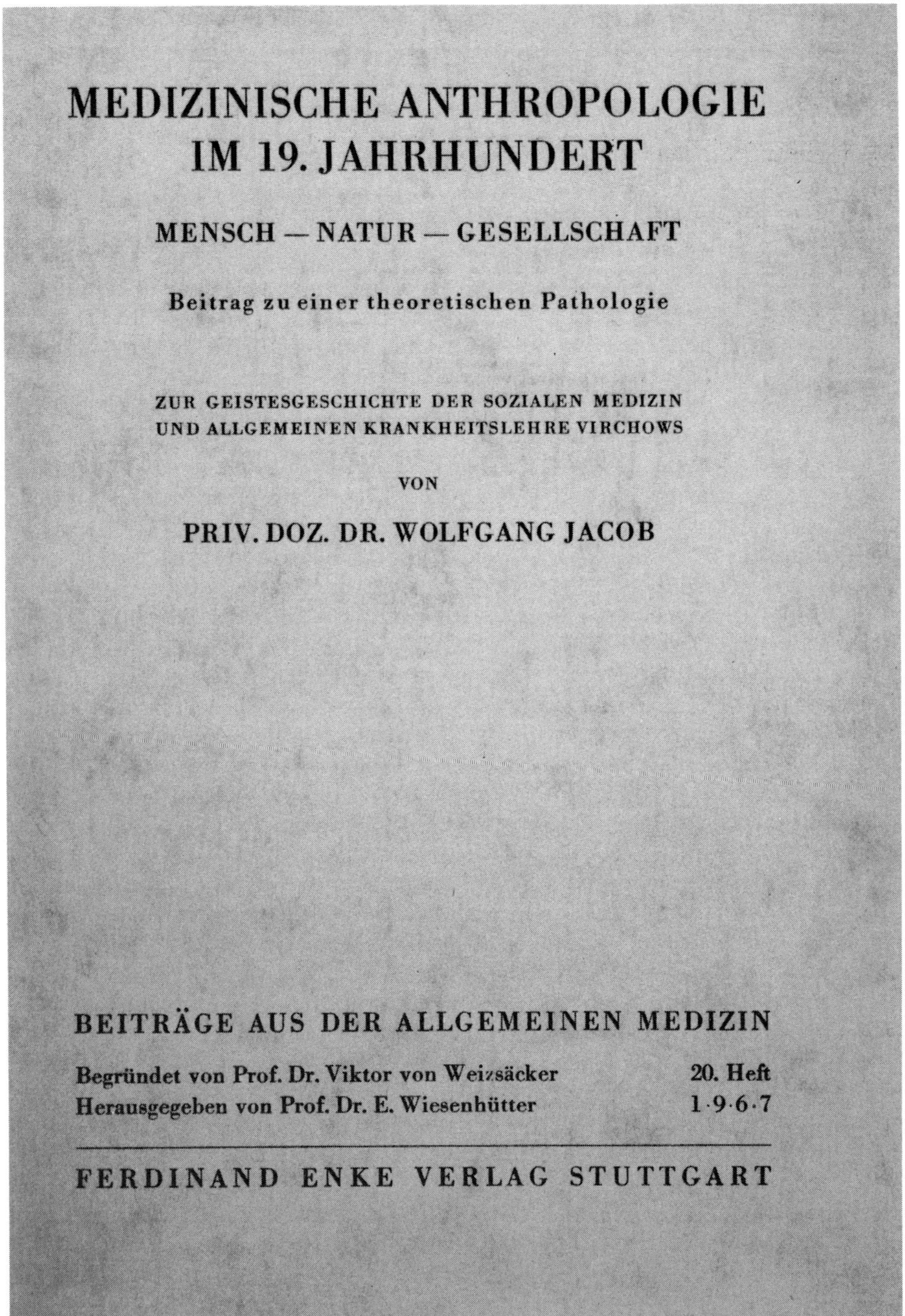

MEDIZINISCHE ANTHROPOLOGIE IM 19. JAHRHUNDERT

MENSCH — NATUR — GESELLSCHAFT

Beitrag zu einer theoretischen Pathologie

ZUR GEISTESGESCHICHTE DER SOZIALEN MEDIZIN
UND ALLGEMEINEN KRANKHEITSLEHRE VIRCHOWS

VON

PRIV. DOZ. DR. WOLFGANG JACOB

BEITRÄGE AUS DER ALLGEMEINEN MEDIZIN

Begründet von Prof. Dr. Viktor von Weizsäcker   20. Heft
Herausgegeben von Prof. Dr. E. Wiesenhütter   1·9·6·7

FERDINAND ENKE VERLAG STUTTGART

Abb. 4.

stisch-mathematischer Grundlagen der Epidemiologie sowie der socialen und geographischen Pathologie".

Jacob gelang die Entwicklung des „over-cross-Verfahrens" zur halbautomatischen Verschlüsselung und Dateneingabe patho-anatomischer Befunde auf EDV-Anlagen. Es ist nur natürlich, daß W. J. eine „epidemiologische Pathologie" begründete. W.-W. Höpker, heute in Hamburg-Barmbek, wurde durch Jacob zur Promotion gebracht und für epidemiologische Pathologie habilitiert. Auch das „Regionale Krebsregister Nordbaden" kann als Fernwirkung der Jacobschen Arbeiten gelten.

Seit 1968 suchte und fand Jacob neue, eigene Wege einer wissenschaftlichen Krankheitsforschung außerhalb der konventionellen Pathologie: Mit Professor R. Wiehl, dem Philosophen, veranstaltete er ein interdisziplinäres Seminar über „Erkenntnis- und Methodenprobleme in der Medizin" (von 1967 bis WS 1971/72). Seit dem Sommer 1968 versah Jacob eine Gastprofessur an der Staatswirtschaftlichen Fakultät der Universität München für „Medizin-Soziologie", seit 1969 eine solche an der 2. Medizinischen Fakultät der Technischen Hochschule München für „Grundfragen der Psychosomatik", sehr viel später (ab 1975) las er „Klinische Socialmedizin".

Im Jahre 1967 wurde Jacob „wissenschaftlicher Rat und Professor", sodann (1970) apl. Professor und hatte als „Abteilungsleiter" Sitz und Stimme in der „Fachgruppe Pathologie", später im Vorstand des „Zentrums Pathologie". Er wurde Professor nach C3 und war für die Dauer von zwei Jahren Prodekan der Fakultät für Theoretische Medizin. Natürlich hatte ich Herrn Jacob mehrfach angetragen, die Prosektur des Pathologischen Institutes zu leiten und die Ausfertigung der socialmedizinischen Gutachten verantwortlich zu übernehmen. Wohl hatte er sich immer wieder *besonderer* Fragen der socialen Pathologie auch rechtsverbindlich angenommen und die Verwirklichung der *Heimkehrerstudie* durch W.-W. Höpker entscheidend gefördert. Aber es gelang mir nicht, Freund Jacob an die Pathologische Anatomie zu binden.

Dies war genaugenommen kein Wunder. Denn Jacobs Geist war universell entfaltet und griff weit hinaus über alles Handwerkliche. Allein, er wanderte „zwischen den Welten" und suchte immer wieder nach neuen Wegen für ein besseres Menschenverständnis. Seit 1968 arbeitete er unter dem Titel „Coniectura medicinae" an einer Untersuchung, welche die theoretischen Grundlagen der Medizin des 19. und 20. Jahrhunderts umfaßt und kritisch erörtert. Er hat mir oft darüber gesprochen; das Vorhaben war absolut „jacobisch", aber das Ziel so hoch gesteckt, daß die Fertigstellung noch nicht abzusehen ist. Das ist nicht erstaunlich, wenn man erfährt, daß W. J. Gründungsmitglied des deutsch-sprachigen Sekretariats und des deutschen Expertenausschusses der C.I.O.M.S. (WHO) für internationale Vereinheitlichung der medizinischen Nomenklatur, gemeinsam mit Professor Gustav Wagner (Heidelberg), war. Wer will wissen, was dies eigentlich ist, nehme „Systematized Nomenclature of Pathology" (SNOP; Chicago 1965) zur Hand, und er gewinnt einen Begriff von der Sisyphus-Arbeit.

Am 17. 04. 1975 zog Jacob zum *zweiten Male* aus dem Pathologischen Institut aus! Er hatte 12 Jahre fest zu uns gehört. Seine verstehende, vornehme, humanistisch geprägte Haltung, sein gesundes Urteil über zahlreiche Fragen des Alltags, seine Teilnahme an den täglichen Fallbesprechungen waren eine unendlich wertvolle Hilfe bei der Institutsleitung, gerade auch in der Zeit der studentischen Unruhen (1968–1972). Jacob übernahm die Leitung einer Abteilung für Arbeits-, Socialhygiene und Gesundheitsplanung am Institut für Arbeits- und Socialmedizin der Universität Heidelberg (Frau Professor Maria Blohmke).

Aus der Fülle der Aktivitäten praeter und post pathologiam nenne ich nur noch einige Punkte:

Gastvorlesungen in USA, Canada, Indien, Volksrepublik China, Japan, Israel, Finnland;

Vorlesungen im Rahmen der Theologischen Fakultät Heidelberg über „Soziale Dimensionen der medizinischen Anthropologie";

Vizepräsidentschaft der Deutschen Gesellschaft für Sozialmedizin;

Gründung und Präsidentschaft der Deutschen Gesellschaft für Anthropologische Medizin, Daseinsanalyse, Psychologie und Psychotherapie;

Gründungsmitglied und Präsidentschaft der Internationalen Gesellschaft für Kunst, Gestaltung und Therapie (Sitz: Ascona/Schweiz);

Gründungsmitglied des Internationalen Wissenschaftsforum der Universität Heidelberg.

Anläßlich der zweiten Trennung Jacobs von mir, d. h. der konventionellen Pathologie, schrieb er mir einen Brief (am 17. 04. 1975), der mit den Worten schloß: „Ihr im tiefsten Winkel seines Herzens getreuer und für alles dankender, unveränderter und alter Freund Wolfgang Jacob". Besser kann man seinen Abschiedsgruß nicht charakterisieren, und wir – Jacob und ich – sind natürlich Freunde geblieben. Und doch: Als noch Jacobs Stubenlicht in der Nordwestecke der 6. Etage des Institutes Nacht für Nacht leuchtete, war ich beruhigt: Mein Philosoph denkt und arbeitet, „Pathologia perennis", das war mir ein Herzenstrost, so empfand ich unsere institutliche Zusammengehörigkeit. Drei Besonderheiten seien noch angesprochen, sie verpflichten mich zu bleibendem Dank:

1946 brachte mir Jacob „meinen" Volker Becker, damals noch Student und von Emil Abderhalden in Halle geprägt;

1981 brachte er mir gemeinsam mit Adolf Laufs „Recht und Ethik in der Medizin", – ein Symposium;

1988 brachte er den Aufsatz „Gestalttheorie und Morphogenese". Die Atria mortis seien die „Schwachstellen" des Organismus, in deren Bereich eine irreversible Verräumlichung die Zeitgestalt des Lebens beendet. Die Organstruktur als solche unterliege den Gesetzen einer endlichen Zeitgestalt, – und dies sei Folge der *Entropie*!

Alles, was Jacob leistete und gab, wäre nicht geworden, würde nicht Frau Eva Jacob mit liebender Geduld den Viator und Sucher ertragen und gelenkt haben. Ihr gilt mein besonderer Dank! Der einzige Weg zu wahrer Gesundheit ist Liebe. Diese hat sie verströmt in ihren Wegsucher – den Viator –, gewiß nicht einfach, oft über ihre Kraft gehend und dennoch lohnend.

Wer die Jacobs – Wolfgang und Eva – kennengelernt hatte und ein Leben hindurch begleiten durfte, wird viele Impulse für die eigene Arbeit empfangen haben. Und dies heute und hier zu bekennen, ist mir Herzenssache.

Literaturverzeichnis

Curtius, F.: Begriff, Aufgabe und Wege der Individualpathologie. In: C. Adam und F. Curtius: Die Individualpathologie. Jena: G. Fischer 1939, S. 1.

Doerr, W.: Herzmuskelveränderungen bei Hämochromatose. Verh. Dtsch. Ges. Path. 34:266 (1951).

Froboese, C.: Die Pathologische Anatomie des Einzelfalles. In: C. Adam und F. Curtius: Die Individualpathologie. Jena: G. Fischer 1939, S. 285.

Jacob, W.: Schilddrüse und Thiouracil unter besonderer Berücksichtigung pathologisch-anatomischer Befunde. Ärztl. Forschung 1:266 (1947).

Jacob, W.: Heterotopie und Heterochronie als durchgängige Prinzipien einer Anthropologie des Krankhaften. In: V. Becker, K. Goerttler, H. H. Jansen: Konzepte einer Theoretischen Pathologie. Berlin Heidelberg New York: Springer 1980, S. 58.

Petersen, H.: Manifestation der persönlichen Eigenart im Körperbau. In: C. Adam und F. Curtius: Die Individualpathologie. Jena: G. Fischer 1939, S. 111.

Rössle, R.: Die pathologische Anatomie der Familie. Berlin: Springer 1940.

Schipperges, H.: Die Welt des Herzens. Sinnbild, Organ, Mitte des Menschen. Frankfurt: Josef Knecht 1989.

Weizsäcker, V. v.: Individualität und Subjektivität. In: C. Adam und F. Curtius: Die Individualpathologie. Jena: G. Fischer 1939, S. 51.

Curriculum vitae Jacobi

1919	18. September 1919 * Bremen Humanistisches Gymnasium Bremen, nach dem Tod des Vaters Übersiedelung nach München; Abitur am Max-Gymnasium am 24. 03. 1937	Vater: Prof. Dr. med. Ludwig Jacob, Internist, verstorben 1936; die Familie stammte aus Kaiserslautern Mutter: Clara geb. Selle aus Hannover, verstorben 1971
1937	Reichsarbeitsdienst (Geisa/Röhn) ($^1\!/_2$ Jahr) Aktiver Militärdienst (Potsdam) ($1^1\!/_2$ Jahre)	
1939	Studium der Medizin (1939–1944) in München; mehrfach unterbrochen durch Kriegsdienst (Frankreich, Rußland), Res. Laz. München	
1944	30. 03. 1944 Heirat mit Eva Dacqué „Folgen": 5 Kinder 16. 06. 1944: Medizinisches Staatsexamen München 04. 08. 1944: Promotion Dr. med. München	Thema der Dissertation: Bluthochdruck bei Endangiitis obliterans.
1945	22. 06. 1945 Entlassung aus US-amerika- nischer Gefangenschaft Res. Laz. Bad Reichenhall, letzter Dienstgrad: „Ass. Arzt d. R." 01. 12. 1945 *Eintritt in das Pathologische Institut* Heidelberg (PD Doerr). Wissenschaftlicher Assistent. Veröffentlichungen: Einführung in die pathologische Anatomie. Kursus der pathologischen Histologie (Abb. 1) Methylthiourazilwirkung auf die Schilddrüse (Abb. 2) Hämochromatose des Herzens („lapit cor cura") (Abb. 3)	Suche nach Stelle bei Richard Siebeck (Heidelberg), ohne Erfolg, deshalb von 1946–1957 freier Mitarbei- ter bei Viktor v. Weizsäcker. Zunehmend festere innere Bin- dung an V. v. W. Bemühungen um eine Kom- plettierung der Stationen des seinerzeit breitgefächerten Aus- bildungskatalogs zur Erlan- gung der Bestallung als Arzt
1948	09. 03. 1948 *Ausscheiden aus dem Patholo- gischen Institut.* 01. 09. 1948 planmäßiger Assistent Medizinische Klinik Städt. Krankenhaus Mannheim (Prof. Hahn)	1956–1959 Arbeitsgemeinschaft für Socialpathologie an der Abend-Akademie Mannheim.
01. 06. 1949	Sogenannte Vollapprobation	W. Jacob ist Arzt in der 4. Generation seiner Familie.

02. 01. 1950	Eintritt als Assistenzarzt in das Tuber- kulosekrankenhaus Heidelberg-Rohrbach (Prof. Dr. Dr. E. Gaubatz)	Resozialisierung der Tuber- kulose-Kranken 1950–1954 Studium der Tiefen-
Von 1955 an:	Oberarzt, besondere Aufgabenbereiche, Bronchologie, Lungenfunktionsprüfung, Anästhesiologie	psychologie am Institut von Prof. Alexander Mitscherlich
30. 04. 1960	Ausscheiden aus dem Arbeitskreis Rohr- bach	
1960	01. 05. 1960 Wissenschaftlicher Mitarbeiter an der Deutschen Forschungsanstalt für Psychiatrie München, Abt. Prof. Dr. Paul Matussek	„Socialpsychiatrische Forschung"
01. 04. 1961	Medizinische Universitätsklinik Heidelberg (Prof. Karl Matthes)	„Basale medizinische Anthropologie"
1963	01. 10. 1963 Erneuter Eintritt in das Patho- logische Institut Heidelberg (Prof. W. Doerr). Tagewerk der Prosektur, der Dokumentation, des Gutachterwesens Facharztprädikat: Innere Medizin, Pneumonologie, Anästhesiologie, schließlich Pathologie	„Zur Geistesgeschichte der socialen Medizin und allgemei- nen Krankheitslehre Virchows" (Abb. 4)
1966	30. 06. 1966 *Habilitation für Allgemeine Pathologie.* Zusatzbezeichnung „Psychotherapie" (30. 09. 1966) Leiter der Abteilung für Dokumentation, historische und soziale Pathologie	Neue Wege der Dokumenta- tion: „codeless scanning"
27. 04. 1967	Deutsche Gesellschaft für Pathologie be- stellt Jacob auf Antrag von H.-W. Altmann (Würzburg) zum Vertreter aller Belange der Dokumentation. Antrag auf „Ernennung zum Wiss. Rat u. Professor"	Entwicklung einer epidemio- logischen Pathologie
seit 1968	Regelmäßig Vorlesungen in München (Universität *und* TH)	„Medizinsoziologie", „Grundfragen der Psychosomatik"
1970	apl. Professor, Abteilungsleiter mit Sitz und Stimme in der Fachgruppe Pathologie, Professor nach C 3. Prodekan der Fakultät für Theoretische Medizin	
1975	17. 04. 1975 Zweiter Austritt aus dem Pathologischen Institut! 13. 05. 1977 Leitung der Abteilung für Arbeits- und Sozialhygiene am Institut für Arbeits- und Sozialmedizin der Universität Heidelberg	Bemühungen um eine „medizi- nische Interdisziplinarität"
1984	„N" otium cum dignitate	

Stadien auf dem Wege zu einer Medizinischen Anthropologie

Heinrich Schipperges

Einführung

Wolfgang Jacob ist nicht von ungefähr von seinem Lehrer Wilhelm Doerr als „Medicus Viator" bezeichnet und als ein Wanderer durch recht verschiedene wissenschaftliche Landschaften gewürdigt worden. Es lag daher nahe, den von ihm eingeschlagenen Stadien und gefestigten Bahnen auf dem Wege zu einer Medizinischen Anthropologie einmal vom Standpunkt des Historikers aus im einzelnen nachzugehen.

Der Titel „Medicus viator" ist dem Historiker der Medizin nicht fremd. Vor genau dreißig Jahren kamen Freunde und Schüler zusammen, um ihren Meister Richard Siebeck zu ehren. Wolfgang Jacob war damals schon unter ihnen, mit einem erstaunlichen Beitrag, der ihn seitdem nicht mehr losgelassen hat, dem Thema nämlich von der „Macht und Ohnmacht des Kranken". Jacob prägte dort – angesichts der Vielfalt der am kranken Menschen in Erscheinung tretenden Wirklichkeiten – den Begriff einer „perspektivischen Wirklichkeit" – , analog zu Nietzsches „perspektivischer Wahrheit", einer nun wirklichen „Durch-Blick-Bahn" auf den Patienten.

Berühmte Namen standen um den damals 40jährigen Wolfgang Jacob: Curt Oehme und Paul Christian, Heinrich Hübschmann und Wilhelm Kütemeyer, die Theologen Karl Barth und Günther Bornkamm, der Medizinhistoriker Pedro Laín Entralgo. Der Titel „Medicus viator" war – im Sinne und im Zuge der Heidelberger „Medizin in Bewegung" – sehr bewußt gewählt worden. Etwas „Ungewohntes, vielleicht Kühnes" sollte – wie es im Vorwort heißt – darin Raum finden und zu „Aussprache und Stellungnahme" kommen.

Es überrascht auch heute noch, wie nahe das alles Wolfgang Jacob auf den Leib geschnitten ist, was damals – im Jahre 1959 – die Gemüter bewegte: die Bezüge von Natur und Geist, die Verhältnisse um Geschichte und Bestimmung des Menschen in Krise und Kranksein, die Bemühungen um eine „Wesenslehre des kranken Menschen", wie man das damals nannte – , mit all jener bewegten Offenheit, wie sich dies für einen „Medicus viator" ziemt, der „Mut und Maß" zu verbinden weiß.

Erinnern möchte ich mit dem Untertitel der damaligen Festschrift: „Fragen und Gedanken am Wege" aber auch an die vielen Wege und oft genug auch Umwege, die wir im letzten Vierteljahrhundert gemeinsam in Heidelberg erleben durften, in einer herzlichen „Weggenossenschaft", wie Viktor von Weizsäcker, Jacobs Lehrer, dies nannte. Was sich auf diesem Wege auftut, erscheint als ein vielfach bewegtes, ein buntes Spektrum im Fach- und Sachfächer gemeinsamer Bemühungen, denen wir nun Schritt für Schritt nachgehen sollten.

Anthropologisches Präludium im 19. Jahrhundert

Dem Medizinhistoriker – als dem unspezialisierten, disziplinenintegrierenden Theoretiker der Medizin – sei es nachgesehen, daß er zunächst einmal den Historiker
Wolfgang Jacob in den Vordergrund seiner Würdigung stellt. Daß die Beantwortung
anthropologischer Grundfragen nicht möglich sei ohne eine systematische Befragung der Geschichte, war dem jungen Arzte bei seinen frühen Erfahrungen am
Krankenbett grundsätzlich klargeworden und wurde nicht von ungefähr auch das
tragende Thema seiner vielbeachteten Habilitationsschrift.

Im Mittelpunkt stand dabei Rudolf Virchows Allgemeine Krankheitslehre als
Beitrag zu einer Theoretischen Pathologie, dargestellt an einer Analyse des
Naturbegriffs und an der Interpretation des Sammelbegriffs „Gesellschaft". Beide
Grundbegriffe bildeten – wie überzeugend gezeigt werden konnte – in Virchows
Pathologie eine bestimmende Rolle. In der Zelle glaubte Virchow die Matrix und den
Keim alles Lebendigen gefunden zu haben. Durch die ganze Reihe des Lebendigen
hindurch fand er eine Übereinstimmung jener elementaren Form, die sich im
Zellengefüge zu einem wohlorganisierten Staate summiert.

„Wie ein Baum" – so lesen wir bereits in der ersten Vorlesung seiner „Cellularpa-
thologie" (1858) – „eine in einer bestimmten Weise zusammengeordnete Masse
darstellt, in welcher als letzte Elemente an jedem einzelnen Teile, am Blatt wie an der
Wurzel, am Stamm wie an der Blüte, zellige Elemente erscheinen, so ist es auch mit
den tierischen Gestalten. Jedes Tier erscheint als eine Summe vitaler Einheiten, von
denen jede den vollen Charakter des Lebens an sich trägt". Für den Naturforscher
Virchow ging daraus eindeutig hervor, „daß die Zusammensetzung eines größeren
Körpers immer auf eine Art von gesellschaftlicher Einrichtung herauskommt, eine
Einrichtung sozialer Art, wo eine Masse von einzelnen Existenzen aufeinander
angewiesen ist, aber so, daß jedes Element für sich eine besondere Tätigkeit hat, und
daß jedes, wenn es auch die Anregung zu seiner Tätigkeit von anderen Teilen her
empfängt, doch die eigentliche Leistung von sich ausgehen läßt".

Vor dem geistesgeschichtlichen Hintergrund seines Jahrhunderts sah der junge
Virchow sehr bewußt die „soziale Frage" auch für die Medizin wirksam werden, sah
er das anbrechen, was er „das soziale Zeitalter" genannt hat. Bei Hippokrates und
Galen noch war die Medizin eine Steuermannskunst gewesen, eine „Kybernetik",
war nichts anderes als vorsorgende und verhütende Haushaltspolitik im Fließgleich-
gewicht des labilen Organismus. Auch für Paracelsus war das Amt des Arztes noch
schlichtweg, die Not des einzelnen zu wenden. Nun aber soll die Medizin, als die
Lehre von der Natur des Menschen, zum Modell auch für den gesunden und kranken
Staatskörper werden.

Obwohl dem Wortlaut nach nur Heilkunst – schrieb Virchow in seiner „Medicini-
schen Reform" (1849) –, hat sich die wissenschaftliche Medizin immer die Aufgabe
gesetzt und stellen müssen, eine einheitliche Lehre vom Menschen und seiner Welt zu
enthalten und zu entfalten. Rudolf Virchow sah daher die alte Heilkunde zu seiner
Zeit vor einer entscheidenden Wende stehen, vor der Wende von der empirischen
Heilkunst zu einer anthropologischen Medizin, auf einem Wege, auf dem die Ärzte
wieder Gesetzgeber und Priester würden, „die Hohenpriester der Natur in einer
humanen Gesellschaft", um dann mit Pathos zu schließen: „Aber mit der Verallge-
meinerung der Bildung muß diese Priesterschaft sich wiederum in das Laienregiment

auflösen und die Medizin aufhören, eine besondere Wissenschaft zu sein. Ihre letzte Aufgabe als solche ist die Konstituierung der Gesellschaft auf physiologischer Grundlage".

Solche revolutionären Gedankengänge, von der fortschrittlichen Pathologischen Anatomie längst vergessen, wurden von Wolfgang Jacob in einer vorbildlichen Analyse freipräpariert und zur Diskussion gestellt – und zunächst einmal in ihrer vollen Tragweite ernstgenommen. Die radikale Reform der Medizin kämpft – wie Virchow damals (1849) und mit immer größerer Entschiedenheit herausstellte – um den großen Gedanken des Humanismus. Dessen Bedingungen aber sind einzig und allein „Gesundheit und Bildung", und Gesundheit und Bildung sind nur durch jene öffentliche Gesundheitspflege zu realisieren, die das „soziale Zeitalter" eingeleitet hat.

Die soziale Frage war nach Virchow zu einem Weltproblem geworden; sie erschien ihm „gleichsam das offen Gefäß, in welchem der große Gärungsprozeß der widerstreitenden Bedürfnisse naturgemäß vor sich geht". Keine Staatsform könne sich künftighin noch als gesichert betrachten, die nicht mit Ernst und Entschlossenheit an die Ausführung der sozialen Frage gehe. Nur auf diesem Wege würden die Ärzte – schrieb Virchow (1849) – nach und nach das werden, was sie ihrem Auftrag nach eigentlich schon immer gewesen sind, nämlich: „die Vorkämpfer der ewigen Gesetze der Menschheit, der heiligen Rechte des Geschlechts".

Rudolf Virchow ist, um die Mitte des 19. Jahrhunderts bereits, noch einen Schritt weitergegangen, wenn er „die Erhebung der Medizin zur Naturwissenschaft im höchsten Sinne des Wortes, als Wissenschaft vom Menschen, als Anthropologie im weitesten Sinne" gefordert hat. Selbst die Politik sah Virchow fortan nur noch als „Medizin im Großen", in der die längst verschollenen Gedanken aus den Philosophenschulen des Altertums wieder wachgeworden seien. Der Arzt werde es nunmehr sein, der die Brücken schlägt von der Physiologie, der organischen Physik und Chemie zum allein noch befruchtenden Gebiet der sozialen Praxis.

Es ist ein nicht zu vernachlässigendes Verdienst der Habilitationsschrift von Wolfgang Jacob, dieses revolutionäre Gedankengut aus der „Anthropologie" des 19. Jahrhunderts aufgespürt und erhellt zu haben. Von der Dynamik der damals aufkommenden „Einheitsgedankens" in den Naturwissenschaften her wird man erst jene „Anthropologie im weitesten Sinne" verstehen, die dann noch einmal in allen Motiven und Strebungen sowohl von den Evolutionslehren der Zeit wie auch von der Sozialbewegung potenziert worden ist.

Wir sollten die Prinzipien und Kriterien dieser „Theoretischen Pathologie" noch einmal wiederholen: Das erste und oberste Prinzip lautet: Die Gesundheit des Menschen ist keine Privatangelegenheit, sondern eine Sache von hohem sozialem Rang. Die alte gewerbsmäßig ausgeübte Privatmedizin muß daher in eine allgemeine, die Öffentliche Gesundheitspflege übergeführt werden. Als weiteres Prinzip der neuen Medizin haben die sozialen und wirtschaftlichen Bedingungen zu gelten, die sich naturnotwendig auf Gesundheit und Krankheit der Staatsbürger auswirken. Krankheit und Gesundheit sind umspannt vom Netz des sozialen Lebens, und es ist in erster Linie die Medizin, die in diesem Netzwerk zu ihrer Wirkung kommt. Der ärztliche Auftrag als solcher hat bereits politischen Charakter.

Daraus ergibt sich als letztes Prinzip ein ganz praktisches Programm. Wenn nämlich die neue soziale Medizin die Aufgabe hat, nicht nur Krankheiten zu bekämpfen, sonder auch die Gesundheit zu bilden, dann muß der Staat auch die hierfür erforderlichen sozialen Maßnahmen erkennen und ergreifen. Der Staat muß Sorge dafür tragen, daß die Ärzte ihres ältesten und eigentlichen Amtes walten können, damit sie dereinst „als die eigentlichen Träger der wahren Kultur" zur Wirksamkeit kommen.

Nach Virchow beweist der praktische Alltag des Arztes mehr als jedes System der Wissenschaftstheorie, wie sehr der gesunde und kranke Mensch den anthropologischen wie sozialen Kriterien unterworfen ist. Was im Menschen sich spiegelt, ist 1. der Natur-Prozeß, die Welt der Dinge da draußen; 2. der Geschichts-Prozeß, eine Kulturwelt mit wachsenden Stufen der Lebensgestaltung und Daseinsstilisierung und 3. der Gesellschafts-Prozeß, ein alles integrierender Vorgang, der mit dem Mitmenschen die Natur umfaßt. Der Mensch steht mitten in diesem Koordinatensystem von Umwelt, Mitwelt, Erlebniswelt, welches seine Eigenwelt ausmacht.

Diese Grundlinien und die Tendenzen einer Medizinischen Anthropologie des 19. Jahrhunderts mußten eingehender zur Darstellung kommen, um zu zeigen, was sich an den Wurzeln einer Theoretischen Pathologie bereits seit der Mitte des vorigen Jahrhunderts hat dokumentieren können, aber auch um deutlich zu machen, wie sehr sich mit dem 20. Jahrhundert das anthropologische Konzept der Medizin hat wandeln können.

Diese Entwicklung zeigt sich besonders eindrucksvoll in der „Pathologie" von Ludolf von Krehl, der am Ausgang des 19. Jahrhunderts noch „die Naturwissenschaft als eine der Grundlagen der Medizin" deklariert hatte. Aber dann ging er einen Schritt weiter, indem er die „Fortentwicklung der Medizin" beschrieb und deren „Weiterbildung". Die Weiterbildung der Medizin aber sah er „in dem Eintritt der Persönlichkeit als Forschungs- und Wertungsobjekt der Medizin". Das aber bedeutet – so Krehl (1928) – „die Wiedereinsetzung der Geisteswissenschaften und der Beziehungen des ganzen Lebens als andere und mit der Naturwissenschaft gleichberechtigte Grundlage der Medizin". Es bedeutet ein weiteres Mal die Einbeziehung der „Eigenwelt" in eine Allgemeine Krankheitslehre.

Auf der 55. Tagung der Deutschen Gesellschaft für Innere Medizin – 1949 in Wiesbaden – hatte mein Bonner Lehrer Paul Martini bereits sehr energisch betont, daß unser sachlich und fachlich orientiertes „Arbeitswissen" immer – nach Max Scheler – zu kombinieren sei mit dem „Wesenswissen", mit der Frage also nach dem „Wesen der Dinge" und damit auch nach den „inneren Zusammenhängen von Welt und Mensch". Eine „Medizinische Anthropologie" in diesem Sinne aber sei nun einmal die „medizinische Lehre vom ganzen Sein des Menschen".

Mit den gleichen Worten hatte auch Martinis Vorgänger im Amte, der Bonner Kliniker Christian Friedrich Nasse schon 1823 als Ziel der Heilkunde gefordert: „die Lehre vom ganzen Sein und Wesen des Menschen". Als Lehre vom ganzen Sein des leidenden Menschen möchte sich nun auch die Theoretische Pathologie verstehen. Letzten Endes ist es wiederum die Medizinische Anthropologie, die – so Wolfgang Jacob (1967) – die Grundlage des ärztlichen Denkens und Handelns bildet. So war es seit ältesten Zeiten. So wurde sie zum Programm für die Medizin des ausgehenden 20. Jahrhunderts.

Kranksein und Krankheit

Mit der Heidelberger „Medizin in Bewegung", der anthropologisch orientierten Schule um Krehl, Siebeck, v. Weizsäcker, war die Person des erkrankten Menschen in den Mittelpunkt des ärztlichen Denkens und Handelns gerückt, ohne sich allerdings allgemein durchsetzen zu können. Gerade angesichts der atemberaubenden Fortschritte der Medizin in Diagnostik und Therapie sah Wolfgang Jacob den Patienten in Gefahr, „ein anonymes Objekt dieses Fortschritts" zu werden. Bei aller Anerkennung der medizin-technologischen Leistungen stehe daher der „Sinn der menschlichen Existenz" vermehrt zur Debatte und damit auch eine „Grundbesinnung auf die Bedeutung und das Wesen des Krankseins und der Krankheit im Leben des Menschen". Die Medizin unserer Tage lasse sich daher nicht mehr auf Biologie und Technik reduzieren; sie bedürfe einer Medizinischen Anthropologie.

Einer solchen Grundbesinnung hat Jacob in einer weitbeachteten Monographie über „Kranksein und Krankheit" (1978) Ausdruck gegeben, der er nicht von ungefähr den Untertitel gab: „Anthropologische Grundlagen einer Theorie der Medizin". Das erste Grundanliegen der Medizinischen Anthropologie war die Besinnung auf die Ursituation des kranken Menschen, auf seine „Eigenwelt", und damit die Frage, was Kranksein für das menschliche Leben bedeute und wie sich ein Krankheitsschicksal auf die Lebensführung und Lebensgestaltung auswirke.

Wolfgang Jacob hat des öfteren von der „Schicksalsgestalt" des Krankseins gesprochen und versteht darunter die „zeit-räumlichen Verdichtungen pathogenetischer Einflüsse zu einer Krankheit, die als solche kaum vorausgesehen werden konnten oder sich in einem geschichtlichen Werdegang erst langsam herausgebildet haben" (1985). Die Eigenwelt des erkrankten Menschen versuchte er aus einer dreifachen Lebensordnung näher zu bestimmen: 1. seiner biologischen Gestalt (Zeitgestalt), welche die zelligen Lebewesen zu Exemplaren der Gattung (Individuen) ordnet; 2. der Lebensordnung der Individuen zueinander (Sozietät), und 3. einer Lebensordnung, bezogen auf die Umwelt (Ökologie).

Es sind die Veränderungen aller dieser Bedingungen der Lebenssituation, welche den Kranken bedrohen und zu einem Patienten machen. Die herausragende Bedeutung dieser „Eigenwelt" hat Jacob auf die Frage gebracht: „Wie steht es denn wirklich um den Zusammenhang des kranken Menschen mit *seiner* Krankheit, *seinem* Leben, *seinen* Mitmenschen, *seiner* Natur, *seiner* Welt?" (1978, S. 147).

Angesichts dieser beständigen und unerbittlichen Betonung der Eigenwelt des Kranken erinnert man sich unwillkürlich an den berühmten Essay von Gottfried Benn mit dem Titel „Irrationalismus und Moderne Medizin" (1931), wo ganz kühl konstatiert wird: „Ganz offenbar ist der Mensch etwas völlig anderes, etwas ganz unfaßbar anderes, als meine Wissenschaft es mich lehrte, nichts so Herabgesetztes, nichts so Dickflüssiges, nichts, dessen Kadaver man mit Gasschläuchen und Gummidrains bearbeiten müßte, um es zu heilen und sein Wesen zu erspähen". Unser Leib sei – so Benn – vielmehr etwas eher Flüssiges, „nicht der chemisch-physikalische Morast des neunzehnten Jahrhunderts mit den Absätzen des Positivismus im Gesicht", sondern eher so etwas wie „ein inneres Prinzip, und wenn man daran rührt, bewegt sich alles". Offenbar – so schloß Gottfried Benn – „ist der Mensch etwas viel,

viel Primitiveres als die intellektuelle Clique des Abendlandes behauptet, etwas ganz Allgemeines hinter einem schemenhaften Ich", eine – um noch einmal das Prinzip herauszustellen – „Eigenwelt".

Memorandum für eine Leibniz-Akademie

Die grundlegenden Veränderungen im akademischen Leben der 70er Jahre gaben Wolfgang Jacob Veranlassung, in einem weitangelegten Memorandum (1983) das Grundverhältnis neu zu überdenken, in welchem Wissenschaft und Technik, Wirtschaft und Politik zueinander stehen. Die Intention des Memorandums geht dahin, Menschen in Institutionen zusammenzubringen, die in der Lage sind, neue Konzepte und Entscheidungsgrundlagen zu erarbeiten, um die Gestaltung der Zukunft pragmatisch in die Hand zu nehmen. Damit wäre gleichzeitig ein erster Schritt getan, um die Kluft zwischen den „beiden Kulturen", den Geisteswissenschaften (Humanities) und den Naturwissenschaften (Sciences) zu überwinden. Beide Bereiche – so Jacob – stehen augenscheinlich in einem Komplementärverhältnis und bedürfen der Synopsis und einer Synthese.

Jacob beruft sich bei seinen weitgespannten Bemühungen auf das Leitbild der „pragmatischen Vernunft", einen Begriff, den wir Leibniz verdanken, der alle Realbezüge menschlicher Existenz bereits in seinem Akademie-Entwurf des Jahres 1671 zu verbinden trachtete. Praktiker und Theoretiker sollten danach die Möglichkeit haben, in gemeinsamer kontinuierlicher Bemühung sich der eigenen Grenzen bewußt zu werden, um ihre gegenseitige Abhängigkeit zu erfahren und auf das Wort des anderen zu hören.

An der Schwelle des dritten Jahrtausends gehe es – so Jacob (1983) – darum, die wirtschaftlichen und politischen Grundlagen des Lebens aller Völker in „ein Gleichgewicht wirtschaftlicher, politischer und soziokultureller Interessen zu bringen". An die Stelle einer konkurrierenden Wirtschaftspolitik sollte ein „planetarisch-ökologisches Austauschprinzip" treten, das die ökologischen Lebensbedingungen der einzelnen Nationen kooperativ aufeinander abstimmt und – „wie in einem biologischen Organismus" – ausgleicht.

Gedanken der Medizinischen Anthropologie eines Rudolf Virchow klingen nach, Träume eines neuen, eher ökologisch als ökonomisch orientierten Jahrhunderts dämmern auf – diskutiert wurden sie oftmals in unseren interdisziplinären Kolloquien, die um die „Medizin im Jahre 2000" kreisten, zu realisieren sind sie kaum!

Die Medizin im Jahre 2000

An der Schwelle des dritten Jahrtausends stehen auch die Ideen von Wolfgang Jacob, die er seit dem Jahre 1970 in eine Kommission der Stuttgarter Ärztekammer einbrachte, die sich den mehr als kühnen Titel gab: „Prospektive Untersuchungen über die Medizin im Jahre 2000". Jacob war von Anfang an dabei und stets mit von der Partie. Er hat Semester für Semester die interdisziplinären Kolloquien am Heidelberger Institut für Geschichte der Medizin mitgetragen und bereichert. In medizinisches Neuland stießen die aus dieser Arbeit hervorgegangenen Publikationen vor mit Titeln wie: „Computer verändern die Medizin", „Medizinische Dienste im Wandel", „Effektivität und Effizienz in der Medizin", „Aspekte und Perspektiven einer ökologisch orientierten Medizin" oder auch „Gesundheitspolitik".

Im Rahmen eines Kolloquiums über Aspekte und Perspektiven einer vorbeugenden Medizin hatte Wolfgang Jacob (1987) über „Gesundheitsbildung als Gegenstand der ärztlichen Aus- und Weiterbildung" berichtet. Im Rahmen des Konzepts einer Präventiven Medizin forderte er eine Disziplin, die „der kurativen Medizin ebenbürtig an die Seite gestellt werden sollte", um das „Krankenwesen" zu regulieren und ein wirkliches „Gesundheitswesen" in die Wege zu leiten. Jacob forderte eine „Gesundheitsforschung", für welche die „Vergegenwärtigung" historischer Gesundheitsmodelle ebenso wichtig sei wie die Berücksichtigung des gesamten soziokulturellen Gedankengutes.

Schon Johann Peter Frank hatte in seiner akademischen Rede in Pavia (1790) die pathische Dominanz der Eigenwelt betont, als er bemerkte: „Der größte Teil der Leiden, die uns bedrücken, kommt vom Menschen selbst". Allein daraus schon erwachse als „imperative Notwendigkeit" der Gedanke der Prophylaxe. Nur von einer anthropologisch orientierten Gesundheitsforschung aus könnten die Kriterien für eine allgemeine Gesundheitslehre angegeben werden.

Ein Student der Medizin habe sich daher während seines gesamten Studiums nicht nur in der Kunst einer sorgfältigen soziobiographischen Anamneseerhebung zu üben, sondern auch aus den vielfältigen Lebensschicksalen der Patienten jene Kenntnisse zu gewinnen, die sein ärztliches Urteil stärken und Gesundes von Krankem in der Lebensführung der einzelnen Patienten unterscheiden lernen. Der Medizinstudent sollte – über die kognitiven Bereiche der modernen Heiltechnik hinaus – eingeübt werden in die Eigenwelt des kranken Menschen.

In seinem Beitrag „Der Teil und das Ganze" hatte Jacob im Sammelband „Medizinische Anthropologie" (1984) noch einmal leidenschaftlich das Subjekt in seiner Eigenwelt beschworen: Subjekt als Person, „als dieser, einzige, einmalige Mensch", als der Erlebende und Erleidende. „Ich, dieser Mensch, ich bin ein diese Gestaltenfolge meiner Wahrnehmung Erlebender". Angesichts dieser Feststellung zeigt sich Wolfgang Jacob davon überrascht, „daß die rein naturwissenschaftlich-positivistisch orientierte Medizin seit mehr als 80 Jahren sich darauf beschränkt, das reine Objekt, nicht aber das in der Gestalt des Lebewesens erscheinende Subjekt in ihre Denkbewegungen über Pathogenese einzubeziehen".

Wann fangen wir endlich an, so hatte Jacob im Sammelband „Gesundheitspolitik" (1984) gefragt, „eine Wissenschaft von der Medizin so zu entwickeln, daß auch der Gesundheitspolitiker nicht darum herumkommt, die Belange des einzelnen Menschen im Auge zu behalten?". Die Belange des einzelnen aber, das wäre genau das, was wir hier immer wieder als „Eigenwelt" umschreiben. Von hier aus gesehen wäre die Krankheit des Menschen nur zu verstehen als „er selbst", besser: „seine Gelegenheit, er selbst zu werden". Von dieser Eigenwelt aus sah Jacob die Ärzte „auf dem besten Wege zu einer Heilkunde, welche sich unversehens in eine Heilkultur verwandeln könnte, da zunächst immer nur der einzelne Mensch eine wirkliche Einsicht in die Zusammenhänge zwischen dem Gesunden und Kranken zu gewinnen vermag".

Forschungsstelle für Theoretische Pathologie

Als kooptiertes Mitglied der Forschungsstelle für Theoretische Pathologie hat sich Wolfgang Jacob von Anfang an und mit besonderem Interesse unserer Ausgangsfrage, dem „Phänomen Pathos" zugewandt. Beim persönlichen Umgang mit Kranken, der „Weggenossenschaft von Arzt und Patient", zeige sich erst – so sein Lehrer Viktor von Weizsäcker – , daß den meisten Kranken, über den Ausfall von somatisch-psychischen Funktionen hinaus, der Sinn des Daseins verlorenging, und „daß gerade das es ist, woran sie am meisten leiden". Die Krankheit soll nun „der Schlüssel sein, welcher die Tür aufschließt, hinter der wir alle ein wichtiges Geheimnis vermuten".

Als Kriterium für die Eigenständigkeit des Kranken in seiner eigenen Welt hat Jacob (1982) das „Vertrauen" des hilfesuchenden Kranken als eine der Grundkategorien der Heilkunst herauszustellen versucht, als ein „Grundverhältnis", das die Begegnung von Krankem und Arzt auf die Dauer erst ermöglicht. Dazu aber gehört offensichtlich in erster Linie ein besonderes Verhältnis zum „Phänomen Zeit".

Kranksein kann als ein Ereignis in der Eigenwelt nur aus der „Zeitgestalt" verstanden weren, als ein „Ereignis der Lebensgeschichte des Kranken". Der isoliert naturwissenschaftlich operierenden Medizin aber bleibt gerade diese historische Dimension der Krankheit verschlossen. Wie finden wir den „logos" von „pathos", jenes Kategorialsystem pathischer Betroffenheit, das uns neben den Befunden auch einmal die Befindlichkeiten vor Augen führt? Was erleben wir im Gefälle der Zeit, die da – wie Paracelsus sagte – ursacht die Fäule in allen den Dingen?

Bei der Frage nach der Zeitgestalt aber geht es nicht nur um Probleme der Zellbildung und des Zellverfalls, sondern auch um die Problematik der Zellsteuerung und der Qualitätssicherung, weniger also um die Frage, wie das alles verfällt, was da fällt und geht, als um das Problem, wie das alles wohl – mitten in diesem galaktischen Wirbel pathogenetischen Getöses – steht und besteht und übersteht.

Unmittelbar in die „Zeitgestalt" verwoben erscheint beim kranken wie auch gesunden Menschen das „Phänomen Schmerz". Bei der Konzentration auf diese pathisch gestimmte oder viel mehr verstimmte Eigenwelt gewahren wir erst die Bedeutung des Schmerzes als einer realen „Seinsordnung des Menschen" (v. Weizsäcker). Daß der Schmerz in einer sich als angewandte Naturwissenschaft verstehenden Heiltechnik nicht berücksichtigt werden konnte, erscheint uns beinahe als selbstverständlich. Das Phänomen Schmerz war auf Reiz-Reaktionsmuster reduziert worden, mit der die Anästhesiologie rasch fertig wurde oder auch die Psychopharmakologie. Nicht mehr gesehen wurde der Schmerz als existentielle Erfahrung in einem höchst komplizierten Deutungsprozeß.

Im Kategorialgefüge der Leiden aber ist der Schmerz augenscheinlich ein philosophisches Problem. Im Schmerz verbirgt sich, wie Ernst Jünger dies formuliert hat, „der eigentliche Prüfstein der Wirklichkeit", ein Prüfstein, dem nachzugehen und den zu erproben vor allem Viktor von Weizsäcker und seine Schüler nicht müde geworden sind.

Was die moderne Medizin nicht zuletzt weitgehend verdrängt hat und was auch eine Allgemeine Pathologie sich nicht hat zum Gegenstand machen können, ist das „Phänomen Tod", ist der „Umgang mit dem Tod". Die pathische Existenz des Menschen aber – so Jacob (1978) – „enthält als wesentliche Merkmale und Elemente das Altern, die Hilfsbedürftigkeit, das Kranksein und den Tod" (S. 169). Die biologischen Krisen gehören nach der Sicht der Anthropologischen Medizin wesenhaft zur menschlichen Existenz; sie machen seine „Leidenschaft" aus. Die Krisen und Krankheiten sind es, die uns unser Ausgeliefertsein an den Tod demonstrieren und damit den pathischen Charakter des Daseins.

Als die großen tragenden Themen, „zu deren Lösung neue geistige Kräfte aufgerufen" seien, hatte sich Viktor von Weizsäcker nicht von ungefähr auf diese Phänomene berufen und eigens genannt: „die tieferen Leiden der Vereinsamung, der Konflikte mit anderen Menschen, der Entwertung und der sogenannten Unheilbarkeit" (V, 178). Damit hatte er sich genau jene Leiden zum Ziel seiner Forschungen gesetzt, „welche der Mensch als Gemeinschaftswesen, als biologisches Glied von Familie, Gesellschaft oder Staat durchmacht".

Die „Stücke einer Medizinischen Anthropologie" runden sich zu einer geschlossenen Anthropologischen Medizin, welche „die ganze Aufgabe der Medizin und des Arztes" neu zu erfassen sucht, neu, was bei Viktor von Weizsäcker heißt: „human reformiert, sozial orientiert, philosophisch restauriert oder endlich religiös geläutert" (IX, 281).

Soweit Wolfgangs Jacobs Beiträge – aus dem Erbe der Schule um Weizsäcker – zur Theoretischen Pathologie! Wenn dabei immer wieder von einer „Eigenwelt" die Rede war, die es abzusetzen galt gegen Umwelt, Mitwelt, Arbeitswelt und auch die Erlebniswelten, so muß doch – bei allen Umschreibungen und Vertiefungen – zugegeben werden, daß diese Eigenwelt, wissenschaftlich gesehen, letztlich nicht zu erklären ist. „Der Mensch – so Viktor von Weizsäcker – ist abhängig von einem Grund, der selbst nicht Gegenstand der Erkenntnis und damit der Wissenschaft werden kann".

Auch diese Einsicht gehört wohl mit in jene „perspektivische Wirklichkeit", von der wir ausgegangen sind, einer wirklichen Lebenswelt, in der uns Wolfgang Jacob ein Vierteljahrhundert begleitet hat, in dem wir mit ihm gehen durften in einer so sehr persönlichen „Weggenossenschaft".

Ausblick

Eine Pathologie, die sich den kranken Menschen in seiner Umwelt, Mitwelt und Eigenwelt zum Gegenstand der Forschung macht, hat damit – so Ludolf von Krehl – auch schon den soziologischen Raum betreten und holt sich den „unerschöpflichen Schatz" unseres historischen Bewußtseins zurück. Der Mensch – so Krehl (1931) – „lebt, wirkt und schafft inmitten einer Umwelt, auf die er tausendfache Einwirkungen ausübt und von der er tausendfache Einwirkungen erfährt in jeder Sekunde seines Lebens. Die Art, wie sich diese Einwirkungen in seinen Verrichtungen und seinem Zustand äußern, charakterisieren sein Leben" – ; sie machen seine Eigenwelt aus.

Drei Bereiche bilden das Kriterium einer solchen „Eigenwelt", die sich aus anthropologischer Sicht thesenartig wie folgt formulieren läßt: 1. Im Mittelpunkt steht nicht der Krankheitsbefund, sondern der Kranke als Person. 2. Die Persönlichkeit des erkrankten Menschen begegnet uns – diesseits von Soma und Psyche – immer nur als Leib. 3. In seiner leibhaftigen Existenz wird der erkrankte Mensch nur zu begreifen und zu behandeln sein in seiner vollen sozialen Wirklichkeit.

Diese Gesetzlichkeit einer Theoretischen Pathologie immer wieder umkreist zu sehen und dargestellt zu finden, das in erster Linie verdanken wir Wolfgang Jacob auf seinem Wege zu einer Medizinischen Anthropologie!

Literaturhinweise

Beske, F.: Gesundheitswesen, Gesundheitspolitik und Wissenschaft. Pharma Dialog 30. Frankfurt 1974.

Birnbaum, N.: Die Krise der industriellen Gesellschaft. Frankfurt 1972.

Bogs, H.: Die Sozialversicherung im Staat der Gegenwart. Berlin 1973.

Bringmann, A.: Grundlagen der Medizinischen Anthropologie bei Viktor von Weizsäcker. Med. Diss. Heidelberg 1977.

Christian, P.: Das Personverständnis in der modernen Medizin. Tübingen 1952.

–: Ludolf Krehl und der medizinische Personalismus. Heidelberger Jb. 6 (1962) 207–210.

Büchner, F.: Vom geistigen Standort der modernen Medizin. Freiburg 1957.

Doerr, W.: Die Pathologie Rudolf Virchows und die Medizin unserer Zeit. Dtsch. med. Wschr. 83 (1958) 370.

– und H. Schipperges: Was ist Theoretische Medizin? Berlin, Heidelberg, New York 1979.

Frank, J.: Akademische Rede vom Volkselend als der Mutter der Krankheiten (Pavia 1790). Hrsg.: Erna Lesky. Leipzig 1960.

Jacob, W.: Macht und Ohnmacht des Kranken. In: Medicus Viator. Festschrift für Richard Siebeck. Tübingen, Stuttgart 1959, S. 223–239.

–: Aus dem sozialmedizinischen Erbe Rudolf Virchows. Janus 52 (1965) 218–240.

–: Medizinische Anthropologie im 19. Jahrhundert. Mensch – Natur – Gesellschaft. Beitrag zu einer theoretischen Pathologie. Zur Geistesgeschichte der sozialen Medizin und allgemeinen Krankheitslehre Virchows. Stuttgart 1967.

– und H. Schipperges (Hrsg.): Kann man Gesundsein lernen? Stuttgart 1981.

–: Das Vertrauen als Grundkategorie einer medizinischen Anthropologie. In: Recht und Ethik in der Medizin. Hrsg.: W. Doerr, W. Jacob u. A. Laufs. Berlin, Heidelberg, New York 1982, S. 86–91.

–: Vorschlag zur Gründung von Leibniz–Akademien. Heidelberg 1983.

–: Der einzelne und die Gesundheitspolitik. In: Gesundheitspolitik. Hrsg.: H. Schaefer, H. Schipperges u. G. Wagner. Köln 1984, S. 163–176.

–: Der Teil und das Ganze. In: Medizinische Anthropologie. Hrsg.: Eduard Seidler. Berlin, Heidelberg, New York 1984, S. 121–137.

–: Über einige Prinzipien der Pathogenese in der Medizinischen Anthropologie. In: Pathogenese. Hrsg.: H. Schipperges. Berlin, Heidelberg, New York 1985, S. 139–150.

–: Sozialphysiologie und Gestaltkreis – Prolegomena zu einer sozialen Krankheitstheorie. In: Modelle der Pathologischen Physiologie. Hrsg.: W. Doerr und H. Schipperges. Berlin, Heidelberg, New York 1987, S. 153–169.

Krehl, L.: Grundriß der allgemeinen klinischen Pathologie. Leipzig 1893.

–: Pathologische Physiologie. 12. Aufl. Leipzig 1923.

–: Krankheitsform und Persönlichkeit. Dtsch. med. Wschr. 54 (1928) 1745–1750.

–: Entstehung, Erkennung und Behandlung innerer Krankheiten. Leipzig 1931.

Lorenzer, A. u. a.: Psychoanalyse als Sozialwissenschaft. Frankfurt 1971.

Medicus Viator. Fragen und Gedanken am Wege Richard Siebecks. Eine Festgabe seiner Freunde und Schüler. Tübingen, Stuttgart 1959.

Reinmann, B. W.: Psychoanalyse und Gesellschaftstheorie. Darmstadt, Neuwied 1973.

Siebeck, R.: Medizin in Bewegung. Klinische Erkenntnisse und ärztliche Aufgabe. Stuttgart 1949.

Virchow, R.: Ueber die Standpunkte in der wissenschaftlichen Medicin. Arch. path. Anat. 1 (1847) 3–19.

– und R. Leubuscher: Die Medicinische Reform. Eine Wochenschrift. Berlin 1848/49.

Virchow, R.: Die Gründung der Berliner Universität und der Übergang aus dem philosophischen in das naturwissenschaftliche Zeitalter. Berlin 1893.

Weizsäcker, V. von: Gesammelte Schriften. Hrsg.: P. Achilles, D. Janz, M. Schrenk und C. F. v. Weizsäcker. Bde. 1–9. Frankfurt 1986–1988.

Die Eigenwelt des kranken Menschen

Der Kranke und seine Krankheit in der Literatur

DIETRICH VON ENGELHARDT

I. Hintergründe

Krankheit und Kunst, Medizin und Literatur hängen auf vielfältige Weise zusammen; Katharsis wird seit der Antike mit dem Besuch von Tragödien verbunden. Bibliotherapie basiert auf der therapeutischen Kraft des Lesens, die heilsame Wirkung des Schreibens wird mit dem Ausdruck Graphotherapie bezeichnet. Goethe empfindet sich nach der Niederschrift des Werther erlöst „wie nach einer Generalbeichte, wieder froh und frei zu einem neuen Leben". Jede Kunsttherapie hat eine rezeptive und produktive Form, heilsam kann die Aufnahme des Allgemeinen, ebenso aber auch die Entäußerung des Individuellen sein. Kafka erinnert mit Recht allerdings daran, daß Kunst jede Therapie im unmittelbar medizinischen Sinn überschreitet; Bücher seien wie „die Axt für das gefrorene Meer in uns". Genialität und Wahnsinn werden seit der Antike in eine innere Verbindung gebracht. Hölderlin fühlt sich von „Apollo geschlagen", als er im Herbst 1802 geistig gestört aus Frankreich in seine schwäbische Heimat zurückkehrt. Geisteskrankheit kann zur Produktivität in den Bereichen der Literatur wie Malerei anregen; über den Kunstcharakter dieser Werke sind die Auffassungen geteilt.

Diagnostik, Therapie und Empathie für den Kranken setzen beim Arzt künstlerische Fähigkeiten wie Intuition, Phantasie und Sensibilität voraus. Die therapeutisch hervorgebrachte Gesundheit gleicht dem Schaffen des Kunstwerkes in der Spannung von Idee und Realität; die Differenz dieser Übereinstimmung ist offensichtlich. Medizin verbindet als anthropologische Disziplin Naturwissenschaft und Geisteswissenschaft; die Akzente fallen bei den unterschiedlichen Krankheiten abweichend aus, starre Alternativen können nicht überzeugen. Krankheit ist immer eine physische, psychische, soziale und geistige Erscheinung. Entsprechende Konsequenzen ergeben sich für Diagnose und Therapie, die ebenfalls nicht nur in der technisch-objektivistischen Form konzipiert werden dürfen. Auf die diagnostisch-therapeutischen Möglichkeiten des naturwissenschaftlichen Fortschrittes wird im Ernstfall auch kaum jemand verzichten wollen, notwendig sind aber Kompensationen und vor allem Prinzipien, die sich auf dem Boden der Naturwissenschaften allein nicht gewinnen lassen.

Neben der Philosophie und Theologie bietet vor allem die Literatur eine Fülle wesentlicher Anregungen zu einem tieferen Verständnis von Gesundheit, Krankheit und Sterben, von Diagnose und Therapie, gleichermaßen wichtig für den Arzt wie den Kranken und die Umwelt. Zu den klassischen Patienten der Weltliteratur zählen Ajax, Hiob und Lazarus, Anfortas, der arme Heinrich, der rasende Roland, Ophelia, der eingebildete Kranke, Dr. Jekyll und Mr. Hyde, der Idiot, Castorp, Moosbrugger. Diesen Kranken stehen klassische Arztgestalten gegenüber: Apollo, Cheiron, Dr. Faustus, Dr. Katzenberger, Dr. Bianchon, Dr. Augustin, Dr. Pascal, Hofrat Behrens, Dr. Boulbon, Dr. Zivago – Beispiele menschlicher Größe wie schuldhaften Versagens, wissenschaftlicher Neugier wie therapeutischer Aufopferung und menschlicher Zuwendung. Prometheus wie Dr. Jekyll und Mr. Hyde verbinden Patient und Arzt in einer Person, noch tiefer erscheinen in Christus die beiden Seiten der Not (Passio Christi) und der Hilfe (Christus Medicus).

II. Dimensionen

Die Erzählungen und Romane beschreiben den Kranken in seinem Verhältnis zur Krankheit, zum Arzt und zur Therapie, in seinen Beziehungen zu Angehörigen und Freunden, an seinem Arbeitsplatz und in seiner gesellschaftlichen Stellung, in seinem Selbstverständnis und Wertgefühl, in seiner Abhängigkeit von kulturhistorischen Voraussetzungen. Einstellung und Verhalten des Kranken werden differenziert und im Zusammenhang geschildert, beachtet werden die Verbindung von Leib und Seele oder objektiver Körperlichkeit und subjektivem Bewußtsein, die Verbindung von Krankheit und Gesellschaft, von Natur und Kultur. Literatur trägt damit wesentlich zu einer anthropologischen Ergänzung oder Fundierung der Medizin bei, nach der in der gegenwärtigen Kritik an der Medizin immer wieder verlangt wird.

Wenn Krankheit zwar von jedem Patienten in einer persönlichen, ihm gemäßen Weise erlebt wird, besitzt sie doch auch überindividuelle Züge. Bestimmte Merkmale sind jeweils charakteristisch für Lepra, Krebs, Lungenschwindsucht, Multiple Sklerose, Diabetes, Schizophrenie oder Depression, die sich auch auf Diagnose und Therapie auswirken. Ebenso spielen historische und kulturelle Unterschiede in diesen Beschreibungen und Deutungen eine Rolle. Krankheiten werden keineswegs gleichmäßig oder in Übereinstimmung mit ihrer statistischen Verbreitung in literarischen Werken beschrieben. Psychische Leiden und Krebs nehmen eine hohe Stelle in der literarischen Nosologie der Gegenwart ein, Verkehrsunfall und Herzinfarkt werden weit weniger oft dargestellt. Die Ohnmacht der Medizin steigert die Macht der Kunst, die ohnehin zutiefst von der Endlichkeit aller Wirklichkeit lebt. Der Fortschritt der Medizin hat seine Konsequenzen; kommen Krankheiten in der Realität seltener vor, verlieren sie ihre Bedeutung auch in der Literatur. Schwindsucht ist hierfür ein gutes Beispiel; dieses Leiden hat heute seine literarische Attraktivität verloren. Das Interesse der Gegenwart an der Geisteskrankheit ist dagegen unvermindert groß – in der Öffentlichkeit wie in den Künsten.

Immer wieder müssen auch die Grenzen und Möglichkeiten der Literatur geprüft, muß gefragt werden, wie realistisch literarische Werke Krankheit und Heilung, Patient, Arzt und medizinische Institution wiedergeben, wie umfassend oder einseitig sie in ihren ideellen Typisierungen ausfallen. Kunst ist nicht Wissenschaft und auch nicht Wirklichkeit; Wissenschaft ist aber ebenso auf Wirklichkeit und Kunst bezogen wie Wirklichkeit auf Wissenschaft und Kunst und Kunst auf Wirklichkeit und Wissenschaft. Fiktionale und reale Krankheit sind nicht identisch. In der Phänomenologie der Krankheit tendiert die Literatur zur Realistik, in der Ätiologie und Therapie setzt sie sich eher über die Empirie hinweg.

III. Leiden und Krankheit

Der Kranke hat seine Krankheit und ist seine Krankheit. Krankheit verändert das Körper-, Raum- und Zeitgefühl des Kranken. Grundstimmung und Selbstbild, Wirklichkeitsbeziehung, soziale Kontakte und Wertorientierungen wandeln sich. Abweichungen ergeben sich aus den körperlichen und psychischen Strömungen wie ebenfalls aus akuten, chronischen und tödlichen Situationen und Verläufen. Das Verhältnis von Krankheit und Gesundheit ist komplex; Krankheit und Gesundheit können nebeneinander bestehen oder ineinander übergehen, Gesundheit ist mehr als Mangel an Krankheit, ist nicht nur das „Schweigen der Organe", Krankheit muß auch nicht immer positiv sein, Gesundheit nicht nur negativ. Glücklich sein kann man nur auf eine Weise, unglücklich aber auf viele, ist ein bekanntes Wort des russischen Realisten L. N. Tolstoj, das seine Ergänzung in der Wendung besitzt, daß es nur eine Gesundheit, aber viele Krankheiten gibt.

Schmerzen sind ein wichtiger Hinweis auf eine mögliche Erkrankung, sie verlangen nach Angaben des Ortes und der Zeit, der Quantität und Qualität, sie geben sich in Gestik, Mimik und Stimme zu erkennen. Neben den körperlichen Schmerzen belasten die seelischen Schmerzen. Die Ärzte sprechen mit dem krebskranken Ivan Iljic (Tolstoj, Der Tod des Ivan Iljic, 1886) nur über die Schmerzen des Körpers: „Aber noch furchtbarer als die körperlichen Schmerzen waren die seelischen". Der Geist kann aber nicht nur den Körper, sondern auch sich selbst beherrschen. Amelia (Fielding, Amelia, 1751) macht die Beobachtung, „daß sich ein Gemüt, das einmal heftig verletzt worden ist, gegen spätere schmerzliche Eindrücke sozusagen verhärtet und kein zweites Mal imstande ist, dieselben Schmerzen zu fühlen". Krankheit läßt den Körper „sprechend" werden und sich in Teilbereichen verselbständigen; der sterbende Vergil (Broch, Der Tod des Vergil, 1945) hat unter dem „Eigenleben der Organe und Sinne" in seinen letzten Tagen wiederholt zu leiden. Krankheit kann auch zu einer übertriebenen Beschäftigung mit dem eigenen Körper führen. Christian Buddenbrook (Mann, Buddenbrooks 1901) ist von einer hypochondrischen Selbstbeschäftigung befallen; jede Veränderung seines Körpers wird von ihm überaus sorgfältig beobachtet und der Umwelt im Detail mitgeteilt. Sein Bruder Thomas möchte diese Haltung den Dichtern zwar zugestehen, nicht aber Kaufleuten, wie er der Schwester Tony gegenüber erläutert: „Es wird immer Menschen geben, die zu diesem Interesse an sich selbst, diesem eingehenden Beobachtungen ihrer Empfindungen berechtigt sind, Dichter, die ihr bevorzugtes Innenleben mit Sicherheit und Schönheit auszusprechen vermögen und damit die Gefühlswelt der anderen Leute bereichern. Aber wir sind bloß einfache Kaufleute, mein Kind; unsere Selbstbeobachtungen sind verzweifelt unbeträchtlich".

Lepra zerstört die menschliche Gestalt und hebt die sozialen Bindungen auf. Der Lepröse trägt das „Zeichen des Tieres" (Kipling, 1891), sein Gesicht nimmt löwenhafte Züge an (facies leonina), seine Stimme wie auch seine Empfindungen sinken auf tierisches Niveau herab. Hohl, mißtönend und schaurig klingen die Worte des Kranken (Cable), seine Stimme hat sich zum Miauen einer Katze gewandelt (Kipling), zum unmenschlichen Brüllen (Flaubert, Salammbo, 1863). In bestimmten Stadien geht von der Lepra ein bedrängender Geruch aus – „die Ausdünstung eines Leichnams" (Flaubert), „ein seltsamer krankhafter Geruch" (Cable), ein „süßer Fäulnisgeruch" (Greene, Ein ausgebrannter Fall, 1961). Dieser Geruch scheint nicht dem einzelnen Kranken, sondern seiner Umgebung, ja einem ganzen Kontinent zu entströmen: „Als röche Afrika so". Dem leprakranken Karthager Hanno (Flaubert) scheinen zwei Kohlen „an der Stelle der wimperlosen Augen zu brennen; eine Anhäufung runzliger Haut hing ihm über die Stirn; seine Ohren, vom Kopfe abstehend, schienen zu wachsen, und die tiefen Runzeln, die sich in Halbkreisen um seine Nasenflügel zogen, gaben ihm ein seltsames und erschreckendes Aussehen, gleich einem wilden Tiere". Hinter dem juwelenbedeckten Schleier verbirgt der Hakim (Borges, Der Färber in der Maske Hakim von Merv) das weiße Antlitz der Fleckenlepra: „Es war so aufgeschwollen, so unglaubhaft, daß es ihnen wie eine Maske vorkam. Es hatte keine Brauen; das Unterlid des rechten Auges hing auf die altersschwache Wange herab, ein schweres Gehänge von Tuberkeln zerfraß seine Lippen; die unmenschlich abgeplattete Nase war die eines Löwen". Lepra verleiht den Betroffenen ein älteres Aussehen. Die Lepra hat den Ritter Michael Gorland (Raabe, Des Reiches Krone, 1870) „im Gesicht uralt und hager gemacht und alles Feuer aus den Augen weggefressen". Die Leiden des Leprakranken unterliegen einem Rhythmus: „Sie nehmen allmonatlich zu oder ab, so wie der Mond wechselt, wenn er sich zuerst zeigt, leide ich gewöhnlich mehr; dann nimmt die Krankheit wieder ab und scheint ihre ganze Beschaffenheit zu ändern".

Krebs in der Spannung zwischen dem Leiden des Kranken und der Ohnmacht der Ärzte wie Gleichgültigkeit der Angehörigen ist das Thema in Tolstojs Erzählung ‚Der Tod des Ivan Iljic'. Nach einem Sturz spürt der hochgestellte Richter Ivan Iljic Golovin zunächst einen dumpfen Schmerz in der linken Seite, der aber rasch vergeht, zurück bleibt nur ein blauer Fleck; etwas später entwickeln sich ein merkwürdiger Geschmack im Munde und ein unangenehmer Druck in der linken Magengegend. Ivan Iljic verfolgt aufmerksam die Schmerzen, ihre Art, ihre Intensität und Dauer, beginnt sich auch für die Krankheiten anderer Menschen wie überhaupt die Medizin zu interessieren. Die Schmerzen werden immer unerträglicher, der Appetit verringert sich, geht in Ekel vor allen Speisen über, die Kräfte lassen nach, Ivan Iljic bleibt ständig länger liegen, bis er das Bett oder den Divan schließlich überhaupt nicht mehr verlassen kann.

Die seelisch-geistigen Reaktionen des leukämiekranken Apothekers Malone (= I am alone) in McCullers Roman ‚Uhr ohne Zeiger' (1961) stehen gegenüber der Behinderung durch das körperliche Leiden zunächst im Vordergrund. Im Frühjahr 1953 beginnt sich Malone matt und angegriffen zu fühlen; seine eigene Diagnose lautet ‚Frühlingsfieber', seine Therapie besteht aus einem Stärkungsmittel, das Leber und Eisen enthält. Malone sucht Trost in der Religion, Zuspruch bei Freunden und Angehörigen, zugleich fühlt er sich unablässig dem drohenden Ende ausgeliefert: „Er war ein Mann, der eine Uhr ohne Zeiger beobachtet". Der Krebs macht ihn ängstlich, gereizt und überaus empfindlich. Die Kräfte lassen weiter nach, er muß sich ins Krankenhaus begeben; hier stößt er auf die Welt der Bücher, vor allem fasziniert ihn ein Buch mit dem Titel ‚Krankheit zum Tode', der Autor Kierkegaard ist ihm unbekannt, ein Satz berührt ihn zutiefst: „Die größte Gefahr – sein Ich zu verlieren – kann sich so still vollziehen, als wäre es nichts; jeder andere Verlust – von einem Arm oder Bein, von fünf Dollar, von einer Ehefrau und so weiter – fällt einem bestimmt auf".

In der Literarisierung der Schwindsucht wird oft ein Zusammenhang zur Moral und ihrem Verfall hergestellt. Die Phänomenologie umfaßt die äußere Erscheinung der Krankheit wie der Subjektivität des Kranken. Der Verlauf wird in seiner längeren Entwicklung oder in den letzten Stadien dargestellt. Im allgemeinen steht in der Literatur – wie auch in der Realität bis in das 20. Jahrhundert hinein – am Ende der Tod. Schwindsucht konfrontiert mit der Macht der Genüsse wie der Endlichkeit des Lebens.

Raphaël (Balzac, Chagrinleder, 1831), der Anatomie und Physiologie studiert hat, um seiner ‚Theorie des Willens' die richtige Grundlage geben zu können, empfindet, als er das Leder seiner Wunscherfüllung kleiner geworden sieht, unmittelbar eine Schwäche seiner Muskeln und ein Zusammenkrampfen seiner Züge: „„Ich bin doch nicht etwa schwindsüchtig? Ist meine Mutter nicht einem Lungenleiden erlegen?'". Raphaël wird schwächer und schwächer, magert ab, ist Stimmungsschwankungen ausgeliefert, denkt nur noch an sein Leiden, beginnt schlecht zu riechen, wird gequält von jenem „schweren, dröhnenden Husten, der aus einem Sarg zu erschallen scheint, der die Stirn des Erkrankten bleich macht und sie zitternd und schweißnaß liegen läßt, nachdem er ihre Nerven durchwühlt und in ihren Adern etwas Schweres gesenkt hat". Phasen wiederkehrender Gesundheit wechseln mit Phasen zunehmenden Verfalls ab.

Die Züge der Schwindsucht in einem weit fortgeschrittenen Stadium zeigt der 17–18jährige Ippolit Terentjev (Dostojevskij, Der Idiot, 1869/69): „Mager war er wie ein Skelett, seine Augen glänzten, und auf den eingefallenen Wangen von gelblich-bleicher Farbe zeichneten sich zwei rote Flecken ab. Er hustete sehr stark, und sein Atem hatte etwas Pfeifendes. Man sah ihm sofort an, daß er im höchsten Grade schwindsüchtig war. Dem Aussehen nach könnte er nur noch zwei bis drei Wochen leben". Die Lippen sind bläulich, die Stimme oft heiser-kreischend, Hustenanfälle treten in Belastungssituationen auf. Seine klugen Gesichtszüge haben immer einen gereizten und mißtrauischen Ausdruck. Seine Einstellung zum Leben und zur Umwelt bildet sich in den „öden, endlosen Stunden auf seinem Krankenlager, wenn er schlafend in seiner Einsamkeit lag". Ippolit hält sich durch die Krankheit für gealtert oder bereits tot. Zugleich klammert er sich an das Leben, fängt mit gierigem Interesse sogar an, „das Leben der anderen zu verfolgen; ein solches Interesse hatte ich vorher nicht gekannt".

Husten und ein seltsamer Schmerz in der Brust sind für Michel (Gide, Der Immoralist, 1902) die ersten Anzeichen der Erkrankung an Schwindsucht; in der Wärme des Südens wird Heilung gesucht. Der Husten verschlimmert sich aber: „Ich spuckte; das war neu; es fiel mir ganz leicht, es kam in kleinen Stößen, in regelmäßigen Abständen; das war eine so seltsame Empfindung, daß ich mich anfangs darüber belustigte; aber bald ekelte mir vor dem unbekannten Geschmack, der dabei in meinem Mund zurückblieb". Hinzukommen die psychischen Auswirkungen, die Gereiztheit, die „bebende Entdeckung des Lebens". Die Krankheit verschlimmert sich, ein Nervenleiden stellt sich zusätzlich ein.

Temperaturschwankungen, Schwächeanfälle, eine schmerzhafte Hautempfindlichkeit, häufiger Bluthusten lassen das Ende wahrscheinlich werden. „Wen die Schwingen des Todes berührt haben, dem ist nicht mehr wichtig, was ihm zuvor noch wichtig schien". Michel erholt sich aber, seine Lungen heilen im Süden, er gewinnt seine Gesundheit zurück und hat zugleich zu einer neuen Lebenseinstellung gefunden.

Die literarische Typologie der Schwindsucht in Thomas Manns ‚Zauberberg' (1924) beachtet die Perspektive der Krankheits- wie der Krankengeschichte und verbindet die Reaktionen auf die Krankheit, die Medizin und das Leben mit der Krankheit (Coping) mit der Welt des Sanatoriums. Castorp, dessen Vater und Großvater bereits an Lungenentzündung verstarben, erlebt in den sieben Jahren auf dem ‚Berghof' Erkrankung und Genesung, Ärzte und Therapie, soziale Beziehungen, Liebe und Tod. Castorp engagiert sich in der Pflege, kümmert sich um Kranke und Sterbende und bemerkt, daß die Krankheit das Interesse auf den Körper lenkt, von der Welt entfremdet, das Raum- und vor allem auch Zeitgefühl verändert, moralische Bindungen lockert, erotische Phantasien steigert. Die Liebe zu Madame Chauchat beeinflußt Castorps Temperatur, die Tuberkulose ist ihrerseits aber bereits Basis dieser Zuneigung.

In den Darstellungen der Geisteskrankheit in der neuzeitlichen Literatur ist der Zusammenstoß von faktischer Sinnlosigkeit und verstehbaren Zügen zentral. Die Zurückführung auf biologische Ursachen (Erklären) soll die Einordnung in seelisch-geistige Zusammenhänge (Verstehen) nicht ausschließen. Verstehen kann sich auf unterschiedliche Dimensionen richten: auf seelische Voraussetzungen und Motive, auf die Themen der Bewußtseinstörung, auf das Verhältnis des Kranken zur Umwelt.

Die zahlreichen Beispiele der Neuzeit stehen jeweils für spezifische Aspekte oder besondere Akzente. Ariost beschreibt die geistige Erkrankung und Gesundung des Orlando (1516/32) in der subjektiven Wahrnehmung des Betroffenen, in dem Verhalten der Umwelt und im Zusammenstoß von Orient und Okzident. Cervantes schildert im ‚Lizentiat Vidriera' (1613) die Wahnvorstellungen eines Menschen, aus Glas zu bestehen, seine in dieser Krankheit gesteigerte Vernunft und die Haltung der Gesellschaft ihm gegenüber. Samuel Johnson berichtet in ‚Rasselas' (1759) von der Geisteskrankheit eines Astronomen, von ihren Ursachen und der Heilung. Heinrich von Ofterdingen (1802) sollte nach einer Notiz des Novalis „freywilligen Wahnsinn" erleiden, um „den Sinn der Welt" zu erraten. Musik hat vier Brüder in Kleists Erzählung ‚Die heilige Cäcilie oder die Gewalt der Musik' (1811) in geistige Verwirrung versinken lassen, Musik ist auch der Inhalt ihres religiösen Wahnsinns. E. T. A. Hoffmann und E. A. Poe zeigen sich in ihren Novellen und Romanen immer wieder fasziniert von geistiger Abweichung und dem Zwiespalt zwischen Rationalität und Irrationalität.

Louis Lamberts geistige Erkrankung (Balzac, 1832) vollzieht sich in einem dialektischen Wechsel von Phasen der Expansion und Kontraktion. Einer ersten expansiven Phase frühreifer Phantasien und grenzenloser Vertiefung in die Lektüre von Büchern folgt eine zweite kontraktive Phase der schulischen Erziehung als Beschränkung auf die Realität und die eigene Person; als dritte expansive wie zugleich kontraktive Phase schließt sich die Zeit der selbstbestimmten Bildung, der bewußten Ausdehnung in die Welt der Ideen an. In dieser Phase erlebt Lambert zum ersten Male die Liebe. Die abgrundtiefe Erregung der Sinne wie zugleich des Geistes führt dann in den Wahnsinn. Lambert hat den Prozeß der eigenen geistigen Erkrankung bewußt und in einer nahezu wissenschaftlichen Distanz mitzuvollziehen vermocht: „wie ein Arzt, der das Fortschreiten der eigenen Krankheit beobachtet".

Die psychische Erkrankung des Psychiaters Dr. Manette (Dickens, Eine Geschichte aus zwei Städten, 1859) steht in einem Zusammenhang mit dem Untergang des ‚Ancien Régime' und den Wirren der Französischen Revolution. Maupassant verfolgt in der autobiographisch beeinflußten Erzählung ‚Horla' (1887) den Weg in die geistige Umnachtung in den körperlichen wie subjektiven Dimensionen, mit den

Versuchen der Gegenwehr, der Verzweiflung, den Halluzinationen und dem endgültigen Erliegen. Wiederholt wird von Dostojevskij das Thema des Doppelgängers aufgegriffen (Der Doppelgänger, 1845/46; Der Jüngling, 1875; Die Brüder Karamasov, 1879/80). Im ‚Krankenzimmer Nr. 6' (Cechov, 1892) erkrankt der Psychiater Dr. Ragin und wird Patient in seiner eigenen Anstalt.

Der geisteskranke Septimus Warren Smith (Virginia Woolf, Mrs. Dalloway, 1925) zweifelt nicht an sich, sondern am Sinn der Welt: „Sein Hirn war völlig in Ordnung; dann mußte es also an der Welt liegen, daß er nicht mehr fühlen konnte". Fitzgeralds ‚Zärtlich ist die Nacht' (1934/48) ist der Roman der schizophrenen Nicole Warren, ihrer Heilung und ihrer Liebe zu ihrem Psychiater, der sie heiratet und selbst beruflich wie privat scheitert. Im Wahnsinn endet Adrian Leverkühn in Thomas Manns ‚Doktor Faustus' (1947). Der geisteskranke Sittlichkeitsverbrecher Moosbrugger in Musils ‚Mann ohne Eigenschaften' (1930–52) fühlt sich von einer Ichsteigerung durchdrungen, die von der Psychiatrie nicht begriffen wird, er haßt „niemand so inbrünstig wie die Psychiater, die glaubten, sein ganzes schwieriges Wesen mit ein paar Fremdworten abtun zu können". ‚Das Zimmer' (1939) von Sartre schildert die geistige Erkrankung des Mannes Pierre in der Perspektive seiner Frau Eve und ihrer Familie; bestimmend ist in dieser Erzählung die existentialistische Weltsicht mit ihrer Hervorhebung des sozialen oder humanen Engagements und ihrer Einsicht in den stets möglichen Verfall der Solidarität.

IV. Sterben und Tod

Literatur lenkt den Blick auf den Umgang mit chronischen Krankheiten, ebenso ist das Sterben des Kranken ein wesentliches Thema der Erzählungen und Romane der Neuzeit. Das Spektrum der dargestellten Möglichkeiten spiegelt die Wirklichkeit wider und kann zugleich zur Hilfe für den Sterbenden und seine Angehörigen, für Ärzte wie für Pflegepersonen werden. Erhellend ist der Vergleich des Sterbens an unterschiedlichen Krankheiten wie bei verschiedenen Autoren: Hinnahme des Leidens, Rücksicht auf die Umwelt sind ebenso möglich wie Egoismus und Bosheit gegenüber Angehörigen und Freunden, Verdrängung steht neben Faszination, Tod kann Auferstehung verheißen oder endgültiges Ende, die ‚Kunst des Sterbens' (ars moriendi) kann zur ‚Kunst des Lebens' (ars vivendi) werden. Diese Reaktionen hängen nicht nur von dem einzelnen Kranken, der spezifischen Krankheit oder der besonderen sozialen Lage ab, sondern ebenso von der geschichtlichen Epoche, von dem Stil einer Kultur. Die Säkularisierung des Todes während der Neuzeit besitzt vielfältige Züge. Damen der französischen Gesellschaft des 18. Jahrhunderts ließen, wenn sie ihr Ende sich nähern fühlten, Lottoapparate an ihrem Bett aufstellen, um vom Geräusch der rollenden Kugeln das eigene Todesröcheln übertönen zu lassen. „Die Frau dieser Zeit ist mehr als sanft, sie ist höflich gegenüber dem Tod" (J. u. E. Goncourt, Die Frau im 18. Jahrhundert, 1862).

Balzacs Raphaël hat mit dem Chagrinleder seinen Tod stets vor Augen, zugleich wehrt er sich bis zuletzt gegen das Ende. Den ihm befreundeten Arzt Dr. Bianchon bittet der Sterbende um einen opiumhaltigen Trank, um im Halbschlaf das Leben ein wenig verlägern zu können: „Ein paar Tage lang blieb Raphaël im Nichts seines künstlichen Schlummers versunken. Dank der materiellen Macht, die das Opium auf unsere immaterielle Seele ausübt, hatte dieser Mann mit der so machtvoll tätigen Phantasie sich bis zur Stufe der trägen Tiere erniedrigt, die in der Tiefe der Wälder in Gestalt eines Pflanzenstücks hocken, ohne einen Schritt zu tun, um eine leichte Beute zu erhaschen". Kurz vor dem Ende zeigt Raphaël noch einmal den Ausdruck der Gesundheit, seine Stirn drückt Genie aus, ein lebhaftes Rosa färbt seine Wangen, auf seinem ausgeruhten Antlitz steht „das Leben in Blüte" – eines „jener physiologischen Wunder, die das Erstaunen und die Verzweiflung der medizinischen Wissenschaft bilden".

Der schwindsüchtige Ippolit (Dostojevskij) reagiert auf seinen bevorstehenden Tod mit Neid; seine Liebe zum Leben läßt ihn das drohende Ende nicht akzeptieren. In seinen Worten ist er aufrichtig und zugleich unaufrichtig, die Bekenntnisse, die er in der Öffentlichkeit abgibt, möchte er als Fieberphantasie abtun, sie erfüllen ihn mit Scham: „Diese Scham drückte sich vor allem in seinem Blick aus, der haßerfüllt und doch angstvoll über die Anwesenden huschte und in dem verlorenen, verzerrten und gleichsam sich windenden Spottlächeln auf seinen zuckenden Lippen". Liebe und Haß empfindet Ippolit vor allem gegenüber dem Fürsten Myskin „Sie haben mich, den Sterbenden, dieser Schmach ausgesetzt, Sie, Sie, Sie allein sind Schuld an meinem erbärmlichen Kleinmut". Auch den Trost seiner Mitmenschen kann Ippolit nicht annehmen, da er sich auf diese Weise noch mehr an den Tod erinnert fühlt. Schlicht und zutreffend gibt Myskin ihm auf die Frage, was denn für ihn die angemessene Art „zu sterben" sei, die Antwort: „Gehen Sie an uns vorüber und verzeihen Sie uns unser Glück".

In Frieden mit sich und der Welt erlebt dagegen Markell (Dostojevskij, Die Brüder Karamasov, 1879/80) sein Ende. Die Menschen und die Natur werden von ihm geliebt und um Vergebung gebeten, daß er sie nicht genügend beachtet und geehrt habe. Sein Antlitz ist heiter, voller Freude die Seele, das Paradies scheint ihm auf Erden zu existieren. Den jüngeren Bruder und späteren Heiligen Sossima bittet Markell für ihn weiterzuleben. „‚Nun', sagte er dann, ‚gehe jetzt, spiele, lebe für mich!' Ich ging damals hinaus und ging spielen. Aber im späteren Leben dachte ich oft mit Tränen daran, wie er mich geheißen hatte, an seiner statt zu leben".

Effi Briest (Fontane, 1894/95) stirbt versöhnt mit ihrem Leben, versöhnt auch mit ihrem früheren Mann Instetten, dessen Verhalten ihr jetzt sogar verständlich erscheint. Daß sie ihr Leiden in der Schweiz oder an der Riviera nicht mehr zu heilen versuchen will, wird von dem erfahrenen Hausarzt Dr. Wiesike verständnisvoll unterstützt: „Das müssen wir respektieren, denn das sind keine Launen; solche Kranken haben ein sehr feines Gefühl und wissen mit merkwürdiger Sicherheit, was ihnen hilft und was nicht". Gegen Ende seines Lebens liegt über dem Gesicht von Ralph Touchett (James, Bildnis einer Dame, 1882) „eine merkwürdige Ruhe; es war so still wie der Deckel eines Gefäßes. Dadurch schien er nur noch ein Knochengerüst zu sein". Daß er sich wohler fühlt, kann ihn über die Aussichtslosigkeit seiner Situation nicht täuschen: „Geht es den Leuten denn nicht immer besser, gerade vor dem Ende. Das habe ich oft gehört, darauf habe ich gewartet". Ralph akzeptiert den Tod, der zugleich immer unter dem Leben stehe: „Das Leben ist besser, denn im Leben ist die Liebe. Der Tod ist gut, aber da ist keine Liebe". Die Liebe ist das Bleibende. Die Stunde des Sterbens geht über Trauer und Leid hinaus: „In solcher Stunde wie dieser, was haben wir da mit dem Leid zu schaffen? Es ist nicht das Tiefste; da gibt es etwas, was tiefer ist".

In seiner Schwäche und Einsamkeit erweist sich der kranke und sterbende Ivan Iljic (Tolstoj) den Ärzten und der Umwelt überlegen. Krankheit und Tod werden von ihm als das eigene Schicksal begriffen und angenommen, alle Ablenkungen und Selbsttäuschungen werden hinfällig, die Krankheit zwingt den Betroffenen, daß „er *sie* betrachte, *ihr* gerade in die Augen schaue, *sie* ansehe". Es handelt sich nicht mehr um Blinddarm oder Wanderniere, sondern um Leben und Tod. Kurz vor dem Tode erfaßt Iljic in dem Nichts, das er auf sich zukommen fühlt, eine Wahrheit, eine tragende Substanz: „‚Ja, es war alles nicht das Wahre', sagte er zu sich, doch das macht nichts. Man kann ja, noch kann man es erreichen, das ‚Wahre'. Doch was ist das ‚Wahre'?" Der Schmerz schwindet, es vergeht die Todesangst, ein Licht erscheint ihm: „‚So ist das also!', sagte er plötzlich laut. ‚Welche eine Freude!'". Das Sterben beginnt mit einem „drei Tage lang ohne Unterbrechung währenden Schrei", der in einem Todeskampf von zwei Stunden endet. Zurück bleibt der Leichnam: schwere, starre Glieder, gelbe, wächserne Stirn, eingefallene Schläfen, herabgesunkene Nase, schwacher Geruch der sich zersetzenden Leiche.

Der an Krebs strebende alte Gant (Thomas Wolfe, Von Zeit und Strom, 1935) bemüht sich dagegen vergeblich, „einen Sinn zu finden in seinem sinnlos-finsteren, verworren aus Schmerz, Lust und Qual gewobenem Dasein. Er hatte als Knabe Hoffnung, Lust und Wunder, als junger Mensch Wut, Leidenschaft, Trunkenheit und wilde Begier gekannt … dann in den Mannesjahren war ihm das reiche Abenteuer der Erfüllung zuteil geworden …und nun hatte ihn der Weg zu diesem unabwendbaren und entsetzlichen Ende geführt. Aber jener verblassende, schmerzkranke Geist, jenes verdunkelte Gedächtnis vermochte keinen Sinn und keinen Trost aus seinem tragischen Nachsinnen zu gewinnen". Das junge an Krebs erkrankte Mädchen Asja (Solzenycin, Krebsstation, 1961) verzweifelt bei dem Gedanken an den Verlust ihrer rechten Brust; zum ersten und letzten Male in ihrem Leben läßt sie ihre Brust von dem jungen ebenfalls krebskranken Djomka küssen: „Sie zog ihre Brust nicht zurück, und er wandte sich wieder dem roten Schimmer zu und tat mit den Lippen behutsam, was ihr Kind mit dieser Brust niemals mehr würde tun können. Niemand kam ins Zimmer, und er küßte lange dieses Wunder über sich. Heute ein Wunder. Morgen in den Abfalleimer damit". Die amerikanische Schauspielerin Kate Hegström (Remarque, Arc de Triomphe, 1946) stellt sich im Verlauf ihrer Krebserkrankung zunehmend auf das Ende ein, möchte aber noch einmal an einem Kostümball teilnehmen: „ich will in eine Orgie von Sentimentalität fallen und mir leid tun und Abschied nehmen von all den herrlichen Oberflächlichkeiten des Lebens, und von morgen an will ich dann Philosophen lesen, Testamente machen und mich meines Zustandes würdig benehmen". Das Bild, das sie ihrem Arzt Dr. Ravic zuletzt bietet, als sie Frankreich mit dem Schiff in die Vereinigten Staaten verläßt, zeigt, wie weit sie dem Irdischen schon entrückt ist: „Sie ging langsam die Gangway hinauf. Ihre Gestalt schwankte ganz wenig. Ihre Gestalt, schmaler als alle neben ihr, rein in der Struktur, fast ohne Fleisch, hatte die schwarze Eleganz sicheren Todes. Ihr Gesicht war kühn, wie der Kopf einer ägyptischen Bronzekatze – nur noch Linie, Atem und Augen".

V. Soziale Reaktion

Leiden und Krankheit sind Selbstausdruck und Appell an die Umwelt; die Vielfalt
Reaktionen von Seiten der Angehörigen und Freunde wie ebenfalls von Seiten des
Kranken ist groß. Der Kranke hat eine Einstellung gegenüber seiner Krankheit und
allgemein zum Kranksein, er gewinnt ein Verhältnis zum Arzt und seiner Therapie, er
steht schließlich vor der Aufgabe, die Krankheit in sein Leben zu integrieren.
Verwandte, Freunde und Ärzte können ihm dabei helfen, sie können aber auch zu
einer zusätzlichen Belastung werden, können die Annahme der Krankheit erschweren.

Die Edelleute in Boccaccios ‚Decamerone' (um 1350) ziehen sich vor der Pest auf
ein Landgut zurück; wer in der Stadt bleibt, ist nicht nur physischen, sondern immer
auch sozialpsychologischen Folgen ausgesetzt: „Diese Heimsuchung hatte in den
Herzen der Männer und der Frauen einen solchen Schauder erregt, daß ein Bruder
den anderen verließ oder der Oheim den Neffen und die Schwester den Bruder und
oft die Frau ihren Gatten; und was noch gewichtiger und schier unglaublich ist, sogar
die Väter und die Mütter scheuten sich, nach ihren Kindern zu sehen und sie zu
pflegen, als ob sie nicht die ihrigen gewesen wären". in E. T. A. Hoffmanns ‚Das
Fräulein von Scudéri' (1819) werden gesellschaftliche Folgen der im ausgehenden 17.
Jahrhundert in Paris grassierenden Giftmorde dargestellt, die jenen Auswirkungen
ähnlich sind: „Das grausamste Mißtrauen trennte die heiligsten Bande. Der Gatte
zitterte vor der Gattin – der Vater vor dem Sohn – die Schwester vor dem Bruder.
Unberührt blieben die Speisen, blieb der Wein bei dem Mahl, das der Freund den
Freunden gab, und wo sonst Lust und Scherz gewaltet, spähten verwilderte Blicke
nach dem verkappten Mörder".

Lepra führt in Isolation und Verzweiflung, ruft Stigmatisierung und Ausstoßung
hervor, sie löst beim Kranken aber auch Kräfte der Selbstbehauptung und Freiheit
aus und läßt Mitleid und aktive Anteilnahme in der Umwelt entstehen. Mehr als viele
andere Krankheiten belastet Lepra den Kranken in gleichem Maße wie die Umwelt.
Dem Leprösen sind Veränderung und Zerstörung des eigenen Körpers selbst
unerträglich, er sucht von sich aus seine Krankheit zu verbergen. Der Aussätzige von
Aosta (De Maistre) trägt einen „breiten Filzhut auf dem Kopf, dessen herunterhän-
gende Ränder ihm das Gesicht bedeckten", er stimmt der Verbannung aus der
Gesellschaft zu, trägt nicht nur das Zeichen des Tieres, sondern fühlt sich auch als
„wildes Thier im Gesträuch". Der individuelle Name wird unwesentlich: „Man nennt
mich den Aussätzigen und die Welt kennt weder den Namen, den ich von meinen
Vorfahren habe, noch den, welchen mir die Religion bei meiner Geburt gab. Ich bin
der Aussätzige".

Lepra kann zu einer Existenzform werden, die den Aussätzigen auch gegen seinen
Willen und auf Dauer von der Welt der Gesunden trennt; die Normen der Krankheit
werden zu gewohnten Normen des Lebens. Dem leprösen Fushia (Vargas Llosa, Das
grüne Haus, 1980) wird der Leprageruch zum normalen Geruch: „Wir riechen die
ganze Zeit dasselbe, da ist's gar nicht mehr wie Gestank, sondern als ob's der Geruch
des Lebens wär". Der Ausschluß aus der Gesellschaft kann aufgrund innerer
Souveränität auch akzeptiert werden. Michael Gorland (Raabe) will das Sondersiechenhaus seiner Heimatstadt Nürnberg nicht verlassen, möchte aber zugleich
unerkannt für seine Verwandten und auch seine Verlobte bleiben: „Sein Wille ist,

verschollen zu bleiben". Nach der Heilung kann die Rückkehr in die Welt der Gesunden schwierig oder sogar unmöglich werden; in der afrikanischen Leprasiedlung verlieren die Kranken die Fähigkeit, wieder in der normalen ehemaligen Umgebung zu leben (Greene), sie sind „ausgebrannte Fälle", ihre früheren Empfindungen sind abgestorben, ihr Anderssein ist nicht zu überwinden und führt zu einer bleibenden Trennung von den Gesunden.

Bereits von dem veränderten Aussehen der Kranken können sich Menschen abgestoßen fühlen. Grimmelshausens ‚Simplicissimus' (1669) muß diese Erfahrung machen: „Diese Kindsblattern richteten mich dergestalt zu, daß ich hinführo vor den Weibsbildern gute Ruhe hatte". Gesunde können auch ein Gefühl der Erleichterung, Überlegenheit oder sogar Befriedigung empfinden, wenn in ihrer Umgebung jemand erkrankt oder ein Unglück erleidet. Dostojevskij hält dieses Gefühl der Befriedigung für sehr verbreitet: „Von diesem Gefühle ist kein Mensch frei, kein einziger, ohne jede Ausnahme, mag er auch noch so aufrichtiges Mitleid und aufrichtige Teilnahme empfinden". Empathie kann sich mit Sympathie mischen, Pflege kann in Selbstaufopferung übergehen, Egoismus kann hinter der Zuwendung stehen. Der Herzog von Portland (Villiers de l'Isle-Adam, 1883) nähert sich einem Leprösen in den Ruinen von Antiochia nicht aus karitativen Beweggründen, sondern „getrieben von der Prahlsucht eines großen Herrn, unerschrocken bis zum Wahnsinn"; der Kranke drückt ihm dankbar die Hand und steckt ihn an: „keiner entgeht seinem Schicksal". Mechthild Grossin (Raabe) folgt ihrem leprakranken Verlobten Michael Gorland in das Sondersiechenhaus, den Siechkobel St. Johannis vor Nürnberg, als sie ihn in der Prozession der Aussätzigen in der Kirche vom Heiligen Geist entdeckt: „Ruhigen Schrittes ist sie vorgetreten und hat dem Verlorenen beide Arme um die Schultern gelegt und ihre schöne bleiche Wange an die härene Kutte seiner Brust … ‚Die Erde ist für uns beide untergegangen; aber wir beide – du und ich, sind doch gerettet". Noémie d'Artiailh (Mauriac, Der Aussätzige und die Heilige, 1922) gibt sich ihrem leprakranken Ehemann Jean Péloueyre hin, „wie einst im Amphitheater sich eine christliche Jungfrau mit einem Sprung vor die Bestie hingeworfen hatte" und schenkt ihm Küsse, „wie sie einst die Lippen der Heiligen den Aussätzigen spendeten".

Enttäuschend fällt die Reaktion der Verwandten und Freunde auf die Krebserkrankung und das Sterben von Ivan Iljic (Tolstoj) aus. Ihr Verhalten ist von Gleichgültigkeit und Heuchelei geprägt, als ginge das Sterben nur Ivan Iljic etwas an und nicht ebenso sie selbst. Die wahre Bedeutung der Krebserkrankung wird von ihnen nicht begriffen, alltägliche Verpflichtungen und gesellschaftliche Zerstreuungen sind ihnen wichtiger als Pflege und Tröstung des leidenden Ivan Iljic. Nur der einfache Bauernjunge Gerassim ist zu der angemessenen Haltung bereit, er versteht die Krankheit seines Herrn zugleich als Hinweis auf die eigene Hinfälligkeit und den eigenen zukünftigen Tod, er ist zu einer unmittelbaren Mitmenschlichkeit bereit: „Wir alle müssen einmal sterben, warum soll ich nicht was für Sie tun?". Die Sorge von Madame St. (Samuel Warren, Krebs, 1830) um die Liebe ihres Mannes nach der Brustoperation sucht ihr der freundlich-verständnisvolle Arzt in dieser Erzählung zu nehmen: „‚Aber, Doktor, mein Mann' – rief sie lebhaft aus, indem eine schwache Röte in ihren Wangen aufstieg. Nach einem kurzen Stillschweigen setzte sie stockend hinzu: – ‚Ich glaube, St. – wird mich dennoch lieben!'"

Krankheit kann zu einem Mittel des Hasses wie der Liebe werden. Rechte und Pflichten hat der Kranke wie der Gesunde, auch er kann Tugenden und Laster besitzen. Die von ihrem Geliebten Alessandro die Francesco della Stufa (I. Kurz, Anno Pestis, 1890) enttäuschte und verlassene Madonna Bianca rächt sich, indem sie diesen mit der Pest ansteckt: „O was sind alte Pulver der Borgi und der Medici gegen die Wollust, dem Feinde den eigenen Mund wie einen Giftbecher zu reichen und zu sagen: Trink! War der Becher nicht verlockend, war der Trank nicht süß? – Er hat schneller gewirkt als ich dachte". Eine Art zärtlichen Hasses läßt Bianca bei Alessandro ausharren und auf das gemeinsame Ende warten: „Da beugte sie sich zu ihm herab und küßte ihn mit ihren blutlosen Lippen auf die Stirn. Dann setzte sie sich neben ihn auf den Rand des Lagers, und unverwandt in das Gesicht des Sterbenden starrend, wartete sie ruhig wie ein Todesengel auf seine und ihre letzte Stunde".

Liebevoll verhält sich dagegen Malones Frau in seinen letzten Tagen und Stunden (McCullers); noch einmal wäscht sie ihren Mann in einem tiefen Ritus vor seinem Tod: „Am Abend, als Martha ihn mit dem Schwamm abwusch, badete sie sein fiebriges Gesicht und tupfte Eau de Cologne hinter beide Ohren und goß noch mehr Eau de Cologne ins Waschbecken. Dann wusch sie seine behaarte Brust und die Achselhöhlen mit dem duftenden Wasser, und danach die Beine und die schwieligen Füße. Und schließlich wusch sie ihm sehr sanft die schlaffen Genitalien". Bis zur Selbstaufgabe nimmt der elfjährige Paul (Hallier, Der zuerst schläft, weckt den anderen, 1977) am Schicksal seines an einem Gehirntumor erkrankten 17 Monate älteren Bruders Aubert Anteil: „So leidenschaftlich war ich Aubert, daß ich oft beinahe in ihn hinübersank und, unwiderstehlich vom Sog seines eigenen Leidens gepackt, mich in seinem Abgrund verlor". Entscheidend für die Verbundenheit der beiden Brüder ist die poetische Phantasie, mit der Aubert die Welt, die Geschichte, die Menschen, sein Leiden und seinen eigenen Tod deutet. Die Lebensgemeinschaft von Paul und Aubert ist vor allem eine Bewußtseinsgemeinschaft; ihr kindliches Spiel ‚Der zuerst schläft, weckt den anderen' erhält den tieferen Sinn, daß der Sterbende dem Lebenden Wahrheit zu geben vermag, daß der Tod zu Leben gehört: „Man muß sich selbst überleben. In allen Bereichen nimmt der Tote vom Lebenden Besitz".

Die Anforderungen des Kranken dürfen die Existenz der Gesunden nicht gefährden, der Kranke muß sich auch von sich aus bemühen, die Verbindung zu den Gesunden nicht abreißen zu lassen. Kafkas Beobachtung trifft zu, daß nicht der Kranke vom Gesunden verlassen wird, sondern der Gesunde auch vom Kranken. Krankheit kann Schutz geben und Illusionen nähren; die Rückkehr zur Gesundheit kann Belastungen verursachen und Enttäuschungen mit sich bringen. Daß der junge Rudolf von Schlitz in Storms Erzählung „Schweigen" (1883) seiner Braut Anna die zurückliegende und überwundene geistige Erkrankung aus Scham und Angst verschweigt, macht ihn schuldig vor ihr, belastet die junge Ehe und gefährdet erneut seine Gesundheit. Seine Liebe hätte ihn reden lassen sollen, ihre Liebe rettet ihn und schenkt ihm Verzeihung. Ralph Touchett (James) begegnet seinen Verwandten und Freunden mit einer ebenso komplexen wie realistischen Erwartung: „‚Wenn die Leute vergessen, daß ich ein armer Invalide bin, bringt es mir manchmal Unannehmlichkeiten', sagte er. ‚Aber es ist schlimmer, wenn sie es nicht vergessen'".

Krankheiten eröffnen dem Kranken strategische Möglichkeiten im Umgang mit Verwandten, Freunden und Berufskollegen. Agathe (Musil) entwickelt während einer Erkrankung, die sie im Übergang von der Kindheit in das Mädchenalter erleidet, eine grundsätzliche Haltung, sich dem Leben zu entziehen und eine Herrschaft über andere Menschen auszuüben: „Es ist nicht möglich, daß dieser

Vorteil, den sie in so eindrucksvollen Verhältnissen kennenlernte, später den Kern ihrer seelischen Bereitschaft bildete, sich dem Leben, dessen Erregungen aus irgendeinem Grund nicht ihren Erwartungen entsprachen, auf eine ähnliche Weise zu entziehen; es ist aber wahrscheinlicher, daß es sich umgekehrt verhielt und daß jene Krankheit, durch die sie sich den Forderungen der Schule und des Vaterhauses entzog, die erste Äußerung ihres transparenten, gleichsam für einen ihr unbekannten Gefühlsstrahl durchlässigen Verhältnisses zur Welt gebildet hatte."

Kranke können sich ebenso bemühen, mit ihrem Leiden und Sterben die Angehörigen und Freunde nicht zu belasten. Die an Schwindsucht sterbende Lady Brandon (Balzac, Die Grenadière, 1832) bemüht sich, vor ihren Angehörigen das eigene Leiden zu verbergen: „‚Mein Sohn', antwortete sie, ‚wir müssen unsere Schmerzen einsargen, damit die Augen Fremder sie nicht sehen; denen müssen wir ein lachendes Gesicht zeigen, vor ihnen niemals von uns selbst sprechen, uns mit ihnen beschäftigen: wenn diese Lebensregeln im Familienkreis angewandt werden, so sind sie dort eine der Ursachen des Glücks".

Mehr noch als körperlich Erkrankte wird der Geisteskranke zu einer Herausforderung für die Umwelt, ist mit ihm doch nur zu oft auch die Kommunikation behindert oder sogar aufgehoben. Die Beziehung zum Geisteskranken wird zum Gradmesser der Humanität einer Gesellschaft oder Kultur; in ihrem Verhalten und ihrer Einstellung können Psychiater, Angehörige und Freunde über jeden konkreten individuellen Kontakt zum Kranken hinaus einem allgemeinen Ideal menschlicher Beziehung Geltung und Wirklichkeit verleihen. In Balzacs Roman ‚Louis Lambert' wird Liebe zum Medium der Anteilnahme und des Verstehens; soziale und seelische Übereinstimmungen kommen unterstützend hinzu. Als Jüdin ist Pauline de Villenoix ebenso Außenseiter wie Lambert, dessen nervöse Reizbarkeit ihr gleichermaßen eigen ist. Nach dem Ausbruch der Krankheit, mit der ihre Hoffnungen auf eine Ehe jäh zerbrechen, will und kann Pauline de Villenoix ihren Geliebten nicht verlassen. Sie fühlt sich in die Welt des Wahnsinns hineingezogen, ist zutiefst davon überzeugt, daß Lamberts Geist nicht erkrankt sei und sie seine Gedanken nachvollziehen könne. Bis zu seinem Tode im Alter von 28 Jahren pflegt sie Louis Lambert und gerät in ihrer grenzenlosen Hingabe selbst an den Rand psychischer Gefährdung: „Da sie selber fast irrsinnig geworden war, war sie erhaben; aber dadurch, daß sie den Irrsinn erklärte und begriff, fügte sie der Schönheit eines großen Herzens eine Meisterleistung der Liebe hinzu".

Leben mit der Krankheit meint nicht nur die Beziehung des Kranken zu gesunden, sondern ebenso zu anderen kranken Menschen. Anteilnahme, Verständnis und Unterstützung können sich Kranke und Leidende in besonderer Weise untereinander bieten. Gefahren und Gefährdungen sind mit dieser Hilfe allerdings immer wieder verbunden. In Carson Mc Cullers Roman ‚Das Herz ist ein einsamer Jäger' (1940) haben der taubstumme John Singer und der taubstumme Spiro Antonapoulos zueinander gefunden, leben zusammen und werden von Einsamkeit nicht mehr verfolgt. Als Spiro sich nach 10 Jahren wegen Affektlabilität in ein Geisteskrankenhaus begeben muß, bricht für John eine Welt zusammen: „Nichts schien wirklich zu sein – außer den zehn Jahren mit Antonapoulos". Mit dem Tode seines Freundes verliert das Leben auch für ihn jeden Sinn; John erschießt sich.

VI. Arzt und Therapie

Der Umgang mit der Krankheit führt zur Selbstbehandlung oder zum Verzicht auf Therapie, zum Arztkontakt oder Besuch von Außenseitern. ‚Not' und ‚Hilfe' sind nach Viktor von Weizsäcker die Grundfigur der Medizin, sie bestimmen die Beziehung zwischen dem Kranken und seinem Arzt, von ihnen müssen Therapie und Beistand sich leiten lassen. Sozialpsychologische und kulturhistorische Voraussetzungen prägen diese Grundfigur, beeinflussen den Patienten wie auch den Arzt und die Umwelt. Ausschlaggebend ist die Persönlichkeit des Kranken wie des Arztes, ihre Fähigkeit, Krankheit als Teil des Lebens zu akzeptieren und dem Tod einen Sinn zu geben. Der sich im Verlauf der Neuzeit etablierenden professionellen Distanz zwischen Arzt und Patient werden in der Literatur existentielle Verbundenheit, Freundschaft und Liebe, aber auch Abneigung und Zerstörungslust gegenübergestellt.

Das reale wie fiktionale Spektrum der Arzt-Patienten-Beziehung ist weitgespannt. Ärzte als Wohltäter, Geschäftsleute oder Verbrecher, als verständnisvolle Therapeuten oder kühle Forscher, als Hausärzte, Hofärzte oder Spezialisten geben diesem Verhältnis jeweils einen spezifischen Charakter. Unterschiedliche oder konträre Seiten können auch in einer Arztgestalt vorkommen, als konstante Struktur oder zeitliche Entwicklung ihrer Persönlichkeit. Freundlichkeit und Verständnis gegenüber dem Patienten sind keineswegs nur eine Frage der Zeit oder Ökonomie. Der Arzt in dem Roman ‚Die Flügel der Taube' (1902) von Henry James hält seiner Patientin Milly Theale eine „große, leere Schale der Aufmerksamkeit" entgegen; auch in wenigen Minuten kann dieser Arzt seiner Patientin das Gefühl einer besonders intensiven und verständnisvollen Zuwendung vermitteln. In Übereinstimmung mit dem seit der Antike immer wieder vertretenen Gedanken, daß hervorragende Ärzte die Krankheiten ihrer Patienten selbst erlebt haben müssen, vertritt auch Dr. Boulbon (Proust, Auf der Suche nach der verlorenen Zeit, 1913–27) die Auffassung, daß es keine wahren Therapeuten nervöser Erkrankungen geben könne die nicht selbst diese durchgemacht hätten: „In der Sphäre der Nervenpathologie ist jeder Arzt, der nicht allzu viele Dummheiten von sich gibt, ein halbgeheilter Kranker".

Das therapeutische Engagememt ist nach Auffassung des Arztes Colin (Greene) nicht selten von bedenklichen Motiven erfüllt, von Leprophilie soll selbst der legendäre Damien („Apostel der Aussätzigen") nicht frei gewesen sein. Manche Helfer liebten die Krankheit und Tätigkeit mehr als den Kranken und seine Gesundung, manche Nonne wäre betrübt über den therapeutischen Erfolg der Ärzte. Dr. Lobel, Arzt am Krankenhaus in Marrakesch, dem „Paradies der Hautkrankheiten" (Montherlant, Die Aussätzigen, 1939), weiß seinerseits von der bedenklichen Anziehung zu berichten, die von der Lepra auf die Literatur ausgeht: „Viele Schriftsteller und sämtliche Schriftstellerinnen, die auf der Durchreise hier vorsprechen, lassen sich inmitten der Aussätzigen fotografieren", meint er mit einem verletzenden Lächeln zu Costals, der das Angebot eines Hospitalbesuches allerdings ablehnt, da er seine Phantasie durch den konkreten Anblick der Kranken nicht abkühlen möchte. Dennoch kann sich auch Costals der Faszination der Lepra nicht entziehen; Hiob selbst hätte gerne zur Feder gegriffen, „er hätte der Schutzpatron der Literaten sein müssen".

Vor allem beim Krebs werden Ärzte in ihrer Humanität jenseits aller kurativen Möglichkeiten herausgefordert, stellt sich die Frage nach dem Sinn von Therapie, worunter in der Geschichte der Medizin bis in das 19. Jahrhunder hinein immer auch Beistand verstanden wurde. Nicht selten versagen die Ärzte in ihrem Umgang mit dem Krebskranken. Desinteressiert ist ihre Haltung gegenüber dem sterbenden Ivan Iljic (Tolstoj), sie sind mitleidslos auch noch in ihrem aufmunternden Zuspruch, es geht ihnen nur um Honorar und soziale Anerkennung, die Diagnose der Krankheit ist ihnen wichtiger als die Leidenssituation des Sterbenden. Ivan Iljic als Person gibt es für sie nicht, für sie gibt es „nur einen Streit zwischen Wanderniere und Blinddarm". Von ihren diagnostischen und therapeutischen Aktivitäten wird der Kranke nur unnötig belastet, da Hilfe als Heilung ohnehin nicht mehr möglich ist. Von einer Mastektomie, zu der es bei Lady Delacour nicht kommt, wird in ‚Krebs' (1830) von Samuel Warren berichtet; ihren Schmerz besänftigt Madam St. bei dem Eingriff durch die Lektüre eines liebevollen Briefes ihres abwesenden Mannes, der von der Operation auf ihren Wunsch nicht unterrichtet wurde: „ihre Augen blieben unausgesetzt mit einem Hinblicke glühender Zärtlichkeit auf die teuren Schriftzüge ihres Gatten geheftet; sie bewegte während der ganzen schmerzhaften, sich lange hinzögernden, Operation kein Glied, und nur ein leises Seufzen wurde zuweilen von ihr vernommen".

Extreme Hoffnungen auf therapeutische Fortschritte werden in der Science Fiction Literatur ausgemalt. Das Einfrieren eines Krebskranken in Leonard Tushnets ‚In Re Glover' (1972) zieht juristische, medizinische und soziale Probleme in der Bestimmung des Todes nach sich, die ihre Lösung durch das versehentliche Auftauen des nun wirklich toten Körpers finden. Um der Agonie des Krebsleidens zu entgehen, setzt in Kurt Vonneguts ‚Katzenwiege' (1963) der Diktator ‚Papa' Monzano, betreut von dem ehemaligen Lagerarzt in Auschwitz Dr. Schlichter von Koenigswald, mit einem geheimnisvollen Eiskristall seinem Leben ein Ende, durch unglückselige Umstände löst dieser Selbstmord dann die Vereisung der ganzen Welt aus.

Besondere Aufmerksamkeit wird dem Psychiater, seiner Therapie und der medizinischen Institution zugewandt. Die literarische Typologie des Psychiaters ist weitgespannt; Psychiater werden keineswegs immer negativ dargestellt, Satire und Kritik, Angst und Hoffnung bestimmen ihr Bild. In Poes Erzählung ‚Die Methode Dr. Thaer & Prof. Fedders' (1845) werden die gewohnten Rollen vertauscht, übernehmen die Kranken die Aufgaben der Ärzte, werden die Ärzte zu Kranken. Im Gegensatz zu Dr. Boulbons Überzeugung (Proust) von der heilsamen Nähe zwischen Patient und Arzt, die durch eigene Krankheitserfahrung gefördert werden kann, ist das richtige Maß das höchste Ideal des Arztes Sir William Bradshaw in Virginia Woolfs Roman ‚Mrs. Dalloway' (1925): „Nackt, wehrlos erhielten die Erschöpften, die Freudlosen den Stempel von Sir Williams Willen aufgedrückt. Er stürzte sich auf sie; er verschlang sie. Er ließ Leute in eine geschlossene Anstalt bringen. Es war diese Verbindung von Entschlußkraft und Menschlichkeit, was Sir William bei den Verwandten seiner Opfer so ungemein beliebt machte". Die ‚Reise ans Ende der Nacht' (1932) des Arztes und Schriftstellers Céline führt in die Welt des Krieges mit ihren somatischen wie psychischen Krisen und Krankheiten. Um den Geisteskranken Mut zum machen, läßt der Chefarzt Professor Bestombes mit den schönen Augen „eine sehr komplizierte Apparatur funkelnder Elektrizitätsmaschinen einrichten", deren Schlägen sich die Patienten in regelmäßigen Abständen zu unterwerfen haben.

Beziehung zur Medizin heißt für den Patienten Umgang mit Diagnose und Therapie. Therapie kann in Diätetik, Medikament oder Operation bestehen, sie kann auf Kuration beschränkt werden oder sich auch auf Prävention und Rehabilitation ausdehnen. Die Diagnose kann auch von Freunden und Verwandten ausgelöst werden. Das „leichte Schwellen der Ohrläppchen" und die schwache „Verdunkelung der Haut über beiden Augenbrauen" werden von John Cudworth an seinem Freund Lythe Gregory (London) sofort als Beginn der Krankheit erkannt. Costals (Montherlant) fällt an der Hand seiner marokkanischen Geliebten Rhadidja als bedenkliches Merkmal „ein bräunlicher Fleck auf, der von einem Ring umgeben war, heller als die Haut der Hand". Die Therapie kann schmerzhaft und unangenehm sein; der Arzt kann sie anordnen oder auch erläutern, sie kann vom Patienten befolgt, verweigert oder vernachlässigt werden (Compliance – Noncompliance). Die Therapie kann, wofür Christian Buddenbrook (Mann) ein Beispiel ist, bereits als Zeichen der Aktivität zu einem Halt für den Patienten werden: „Grabow hat mir eine Salbe für die Halsmuskeln verordnet … gut! Gebrauche ich sie nicht, unterlasse ich es, sie zu gebrauchen, so komme ich mir ganz verlassen und hilflos vor, bin unruhig und unsicher und ängstlich und in Unordnung und kann nicht schlucken. Habe ich sie aber gebraucht, so fühle ich, daß ich meine Pflicht getan habe und in Ordnung bin; dann habe ich ein gutes Gewissen, bin still und zufrieden, und das Schlucken geht herrlich".

Neben moderner Therapie wird in der Literatur immer wieder an vergangene und volksmedizinische Verfahren erinnert. Der lepröse Hannon (Flaubert) trinkt Schlangenbrühe, ißt „Flamingozungen mit Mohnkörnern und Honig bereitet" und wird mit einer Salbe aus „Weizen, Schwefel, schwarzem Wein, Hundsmilch, Myrrhen, Salbei und Storax" eingerieben, seine Arznei wird aus Wieseln, die lebendig verbrannt werden, gewonnen.

Therapie kann zum Gefängnis werden, aus dem ungebrochen die Freiheit gesucht wird – als verborgenes Leben in der Gesellschaft, als Flucht in die Wildnis. Der Aussätzige von Aosta (De Maistre) lebt inmitten der piemontesichen Stadt in einem Turm, da die Regierung ihn „von der Gesellschaft trennen, aber doch aller Annehmlichkeiten theilhaftig machen wollte, deren seine traurige Lage fähig war". Das Hospital St. Moritz von Aosta sorgt für seinen Unterhalt, ein Priester bringt ihm von Zeit zu Zeit „den Trost der Religion". Gegen Polizei und Soldaten, die ihn in das Gefängnis auf der Insel Molokai bringen wollen, erkämpft sich Koolau (London) im wilden Kalautal seine Freiheit, um hier auch zu sterben: „Frei hatte er gelebt, und frei starb er. Ein leichter Staubregen begann zu fallen, und er zog eine zerlumpte Decke über das verstümmelte Wrack seiner Glieder. Sein Körper war von einem Regenmantel bedeckt. Über seine Brust legte er sein Mausergewehr und zärtlich wischte er die Feuchtigkeit vom Laufe. Die Hand, mit der er das tat, hatte keine Finger mehr".

Die Therapie der Schwindsucht ist in der Literatur des 19. Jahrhunderts nur zu oft aussichtslos. Die Ätiologie wird für physisch und psychisch gehalten, entsprechend weitgespannt sind auch die möglichen therapeutischen Ansätze. Kurort und Sanatorium sind die Orte der Therapie. Die Grenzen der Therapie können zur Resignation der Ärzte führen wie aber auch zu einem Beistand, der über die bloße Kuration hinausgeht. Die Ärzte, an die sich Raphaël (Balzac) wendet, repräsentieren

in ihren theoretischen Grundsätzen und praktischen Verfahren medizinische Grund-
positionen um 1800. Heilung kann ihm von der Medizin dieser Epoche nicht geboten
werden, nur Linderung mit Opium. Raphaël stirbt ohne ärztlichen Beistand; auch die
Naturwissenschaften können das Geheimnis des Leders nicht lösen, mit dessen
Auflösung auch sein Leben erlischt. Den Schwindsüchtigen in Thomas Manns
‚Zauberberg' (1924) treten im Hofrat Dr. Behrens ein somatischer und
Dr. Krokowski ein psychoanalytischer Standpunkt entgegen; der eine gilt als
„glänzender Operateur", der andere als „Seelenzergliederer". Von Dr. Behrens wird
eine Palette verschiedener Verfahren eingesetzt: Liegekur, Sauerstoffkur, Sonnen-
kur, Pneumothorax, Aderlaß, Impfungen, Diätnahrung. Besondere Therapie zeich-
net aus; wer den Pneumothorax hat, wird in den „Verein Halbe Lunge" aufgenommen; „der Stolz des Vereins ist Hermine Kleefeld, weil sie mit dem Pneumothorax
pfeifen kann". Das Urteil Settembrinis über die Psychoanalyse fällt ambivalent aus:.
„Die Analyse ist gut als Werkzeug der Aufklärung und der Zivilisation, gut, insofern
sie dumme Überzeugungen erschüttert, natürliche Vorurteile auflöst und die
Autorität unterwühlt, gut, indem sie befreit, verfeinert, vermenschlicht und Knechte
reif macht zur Freiheit. Sie ist schlecht, sehr schlecht, insofern sie die Tat verhindert,
das Leben an den Wurzeln schädigt, unfähig, es zu gestalten. Die Analyse kann eine
sehr unappetitliche Sache sein, unappetitlich wie der Tod, zu dem sie denn doch wohl
eigentlich gehören mag, – verwandt dem Grabe und seiner anrüchigen Anatomie".

Wie der Patient mit den therapeutischen Vorschlägen oder Anweisungen des
Arztes umgeht, hängt wesentlich von seiner Persönlichkeit, seinen sozialen Verhältnissen und seiner geistigen Bildung ab. Während Thomas Buddenbrook sich nicht an
die therapeutischen Vorschläge oder Anordnungen der Ärzte Dr. Grabow und
Dr. Langhals zu verhalten vermag, beeindruckt die Konsulin Elisabeth Buddenbrook durch ihr kooperatives Verhalten bei der Lungenentzündung, an der sie stirbt;
sie mißt selbst ihr Fieber, fühlt sich den Puls, nimmt sorgfältigst die Medikamente ein
und verlangt immer wieder nach Gesprächen mit den Ärzten, die ihre Haltung nur
loben können: „Sie hilft uns wacker, sie läßt uns nicht im Stich … nein, ohne
Kompliment, als Patientin ist sie unübertrefflich". Patienten können ihre Krankheit
dem Arzt gegenüber als Instrument einsetzen, können ihn mit einem „Zudrang
trüber Kräfte", wie es in Hans Carossas ‚Der Arzt Gion' (1949) beschrieben wird,
bedrängen. „Viele kommen zu ihm, die es weniger auf seine Kunst als auf seine
Menschlichkeit abgesehen haben, es gibt überall saugende, niederziehende Geister,
und immer sind sie am liebsten zu denen gekommen, die allein, in verschlossenen
Zimmern anzutreffen sind. Ich kenne Priester, denen sich in Gestalt von Beichtkin-
dern die überlegteste Verführung nahte, und wie besonders gern schlüpfen vampiri-
sche Wesen in die Masken der Kranken, Schwachen, Hilfsbedürftigen".

Die diagnostischen Maßnahmen und therapeutischen Verfahren verlangen nach
Aufklärung des Patienten. Wie in der Realität fallen die Auffassungen kontrovers
aus, keineswegs wird durchgängig eine rigorose Aufklärungspflicht vertreten.
Berühmt ist der Vers aus Goethes ‚West-Östlichem Divan' (1819): „Wofür ich Allah
höchlich danke? Daß er Leiden und Wissen trennt. Verzweifeln müßte jeder Kranke,
das Übel kennend, wie der Arzt es kennt". Literatur hat sich immer wieder für diese
Einschränkung aus humanen Gründen eingesetzt oder Möglichkeiten beschrieben,
die Wahrheit vermittelt auszudrücken, die Aufklärung von dem Wunsch des
Patienten abhängig zu machen wie auch von seiner Fähigkeit, die Wahrheit zu

ertragen. Von dem Medizinstudenten Kislorodov, einem überzeugten Materialisten und Atheisten, wird Ippolit (Dostojevskij) mit einer „schneidigen Gefühllosigkeit und Offenheit", sogar „mit sichtlichem Wohlgefallen" aufgeklärt, die selbst dem zynischen Ippolit zu weit geht. Dem Arzt Antoine Thibault (Martin du Gard, Die Thibaults, 1922–40) ist das menschliche Bedürfnis nach Wissen, nach Kenntnis der Krankheit und ihrer Ursachen vertraut: „Das schlimmste – selbst für einen Kranken – ist, *nicht zu verstehen.* Sobald man einer Erscheinung einen Namen gegeben, ihr einen plausiblen Grund untergeschoben hat, sobald unser armes Hirn zwei Ideen mit einem Anschein von Logik assoziieren kann". Während der Operation der Abtreibung stößt Dr. Ravic (Remarques) bei Kate Hegström auf eine inoperable Krebsgeschwulst, die er ihr auch auf ihre Fragen hin verschweigt; die Lüge erscheint ihm ohnehin nur wie ein Aufschub: „war nicht alles Aufschub, barmherziger Aufschub, eine bunte Fahne, die das ferne, schwarze, unerbittlich näher kommende Tor verdeckte". Kate Hegström ahnt aber die Wahrheit und bemerkt zu Ravic: „‚Warum haben Sie mir nicht gesagt, was mir fehlt?', fragte sie leichthin, als frage sie nach dem Wetter. Er starrte sie an und antwortete nicht. ‚Ich hätte es ausgehalten', sagte sie, und etwas wie der Widerschein eines ironischen Lächelns ohne jeden Vorwurf huschte über ihr Gesicht." Dem kranken und sterbenden Malone (McCullers) geht es bei der Aufklärung weniger um die Wahrheit über seinen Zustand als um Beruhigung: „Er hatte Mitgefühl und Beruhigung verlangt, und statt dessen bekam er sein Todesurteil zu hören". Um ihre Mutter zu schonen, wollen Robert und Kate in Jayne Anne Phillips Erzählung ‚Andenken' (1979) ihr die Diagnose Gehirntumor nicht mitteilen. Während des Krankenhausaufenthaltes besuchen Mutter und Tochter einen Rummelplatz und setzen sich in ein Riesenrad. Auf dem höchsten Punkt der kreisenden Bewegung erweist sich die schonende Lüge als überflüssig: „‚Ich weiß genau Bescheid', sagte ihre Mutter , ‚ich weiß, was du mir verschwiegen hast'. Über ihnen spannte sich der graue Himmel, war unaufhaltsam in Bewegung. Kate saß ganz ruhig da und schluckte; unablässig fixierten sie einander. Sie sah sich selbst in den braunen Augen ihrer Mutter und hatte das Gefühl, als würde sie ganz langsam in sie hineinfallen".

Philosophie und Religion können zu Quellen der Zuflucht und des Trostes werden, wenn Heilung nicht mehr möglich ist. Gläubigkeit und philosophisches Denken lassen den Leprösen von Aosta (de Maistre) sein Leiden ertragen, ja diesem sogar einen Sinn abgewinnen und geben ihm die Möglichkeit, durch die Krankheit ein tiefes Verständnis der äußeren Natur und menschliche Existenz zu gewinnen. Die Erinnerung an die an Lepra verstorbene Schwester und ihre Gläubigkeit hält ihn vom Freitod zurück; die Lektüre des Buches Hiob „zerstreute am Ende jede Spur der schwarzen Gedanken, die mich befallen hatten". Der Glauben kann die Medizin unterstützen, wie es auch in Somerset Maughams ‚Der Menschen Hörigkeit' (1915) ausgeführt wird. „Vielleicht ist Religion die beste Schule für Moral. Sie ist vielleicht eine von jenen Arzneien, die man in der Medizin verwendet, um eine andere in eine Lösung zu verwandeln. Sie hat selbst keine Wirkung, aber sie ermöglicht es der anderen, absorbiert zu werden". Wunder und göttliche Kräfte sind Hilfe besonders in historischen Romanen. Christus heilt Ben Hurs Mutter und Schwester Tirzah (Wallace): „Wie um die Reinigung vollkommen zu machen, teilte sich die Neubelebung auch ihrem Geiste mit und versetzte sie in einen Zustand seligsten Entzückens". Auch der Lepröse des indischen

Heiligtums (Kipling) wird in der Verbreitung und Überwindung der Krankheit zu einem Organ der Gottheit.

Das christliche Bild der Berührung durchzieht die literarische Wiedergabe der Lepra bis in die Gegenwart. Querry bietet dem leprösen Deo Gratias (Greene), der sich in der Nähe der afrikanischen Leprasiedlung einen Knöchel gebrochen hat und in der Nacht nicht mehr in seine Wohnung zurückkehren kann, die von diesem ersehnte menschliche Nähe; er bleibt die Nacht hindurch bei dem Kranken, der zusätzlich vor abergläubischer Furcht fast seinen Verstand verliert, und läßt sich an seiner Seite nieder: „Querry nahm Deo Gratias' Hand, um ihm Mut zuzusprechen, vielmehr, er legte die seine daneben. Eine Hand ohne Finger läßt sich nicht nehmen". Auch der Arzt Dr. Colin berührt die Haut der afrikanischen Leprapatienten, obwohl er diese Berührung für diagnostisch und therapeutisch nutzlos hält: „Doch seine Finger, das wußte er, taten den Kranken wohl, bewiesen, daß sie nicht zu den Unberührbaren zählten". Das Tun des Arztes wird hier nicht auf die Therapie im naturwissenschaftlichen Sinne beschränkt, sondern erweitert sich zum humanen Akt der Anteilnahme und Begleitung: „Wohl war Lepra jetzt heilbar, doch er durfte niemals vergessen, daß sie ein Problem blieb – ein psychologisches". Die vielen literarischen Beispiele der menschlichen Zuwendung, die gerade im körperlichen Kontakt ihre Tiefe entfalten, entsprechen Ängsten und Bedürfnissen des Kranken und legen dem Arzt und der Umwelt eine humane Haltung nahe.

VII. Sinn und Symbol

Leiden und Krankheit sind über Biologie, Psychologie und Soziologie hinaus immer auch Erscheinungen des Geistes und Glaubens, der Philosophie und Theologie. In Metaphorik und Symbolik der Krankheit und des Kranken, der Diagnose und Therapie werden Bedeutungen sichtbar, die vom Kranken ebenfalls empfunden werden und ihm zu einer Hilfe werden können, seine Krankheit zu akzeptieren, ihr einen Sinn zu geben. Krankheit auf die naturwissenschaftliche oder auch medizinische Ebene einzuschränken, ihr jeden geistigen oder kulturellen Sinn nehmen zu wollen, geht an der Wirklichkeit vorbei. Menschliches Leben erschöpft sich im Faktischen nicht, Realität wird immer symbolisch „überhöht". ‚Krankheit als Metapher' (Susan Sontag, 1977) entspricht den Gefühlen und Vorstellungen des Menschen; bestimmte Metaphern und bestimmte Symbole können allerdings dem Kranken, dem Arzt und der Umwelt die Bewältigung der Krankheit und Therapie erschweren.

In zahlreichen Redewendungen, Sprichwörtern, als Metapher und Symbol tauchen Krebs, Pest, Schwindsucht, Wahnsinn und viele andere Krankheiten wiederholt auf. Von Krebs werden literarische Bewegungen, philosophische Strömungen und historische Epochen befallen. In Jean Pauls ‚Hesperus' (1795) ist vom „philosophischen Krebsgifte" die Rede und wird zu bedenken gegeben: „Der eifersüchtige Krebs auf der Brust ist nie ganz zu schneiden, wenn ich großen Heilkünstlern glauben soll". Baudelaire stellt 1852 fest: „Eine frenetische Kunstleidenschaft ist ein Krebs, der den Rest verschlingt". Nach der Entfernung des betrügerischen Heep (Dickens, Copperfield, 1849/50) erscheint das Haus der Wickfields „wie von der Pest gereinigt". In dem verfallenen, einer vergangenen

Zeit angehörenden Clousterham (Dickens, Das Geheimnis des Drood, 1870) sieht auch das Theater „schwindsüchtig" aus. Pest symbolisiert – so bei Boccaccio, Defoe, Manzoni, Poe und Camus – moralischen und politischen Verfall. ‚Pest' (1947) bedeutet für Camus Unfreiheit und Ungerechtigkeit, die immer wieder das menschliche Leben bedrohen; der Kampf gegen die Pest ist nicht nur ein Kampf gegen den Nationalsozialismus, sondern gegen jegliche Diktatur, die überall und stets von neuem sich wieder entwickeln kann; der Tag soll kommen können, „an dem die Pest zum Unglück und zur Belehrung der Menschen ihre Raten wecken und erneut aussenden wird". Die wenigen Beispiele ließen sich nahezu unbegrenzt vermehren; sie verlangen nach Vergleich und Unterscheidung (nosologische Metaphorogie).

Symbolik bleibt auch bei der Krebsoperation in Jean Edern Halliers Roman ‚Der zuerst schläft, weckt den anderen' (1977) vorherrschend; vor den Augen des entsetzten Chirurgen, seiner Assistenten und des Anästhesisten verwandelt sich die gallertartige Tumorsubstanz während der Operation zu einem schwarzen Vogel, der dem geöffneten Schädel entweicht und das Hospital verläßt: „So hat der Gliomenvogel, auch Simurgh oder Vogel Rock benannt, der aus der Nacht der Zeiten stammt und aus der geöffneten Wand eines Kinderschädels, dieser unerhörten zervikalen Gebärmutter entstiegen ist, den Weg ins Freie gefunden".

Krankheit ist nicht grundsätzliche negativ, Gesundheit nicht grundsätzlich positiv, in Krankheit kann auch Gewinn und Erweiterung gesehen werden, sie kann als produktive Prüfung und Herausforderung gelten. In Jean Pauls ‚Titan' (1800–1803) findet sich der Satz: „Große Krankheiten, so wie die sieche Ermattung nach einem verschwelgten Gestern, dringen uns solche Aschermittwoche auf, die zuweilen das ganze Leben sichten und lenken". Fürst Myskin in Dostojevskijs Roman ‚Der Idiot' (1868/69) gerät kurz vor den epileptischen Anfällen auf eine „höchste Stufe der Harmonie", erreicht hier die „höchste Synthese des Lebens" und weiß zugleich um die destruktiven Auswirkungen jedes einzelnen Anfalls. Valentin Knox in André Gides ‚Paludes' (1895) stellt fest: „Die Gesundheit scheint mir gar nichts derart Beneidenswertes. Sie ist schließlich nichts als ein Gleichgewicht, eine allgemeine Mittelmäßigkeit; ganz einfach die Abwesenheit von Hypertrophien. Unser Wert aber liegt nur in dem, was uns von den andern unterscheidet; die Idiosynkrasie ist unsere Wertkrankheit; – oder in andern Worten: worauf es in uns ankommt, ist das, was wir allein besitzen, was man in keinem andern findet, was Ihr ‚normaler Mensch' eben nicht hat – das also, was Sie Krankheit nennen". Der geisteskranke Sittlichkeitsverbrecher Moosbrugger (Musil) erlebt in seinem Kranksein eine Ichsteigerung und Überwindung der Grenzen zwischen Subjekt und Objekt, die von den Mystikern als höchste Erfüllung angstrebt wird (‚unio mystica'). „Wenn die Menschheit als Ganzes träumen könnte, müßte Moosbrugger entstehen".

Lepra gilt als Folge von Sünde und dient zugleich der moralischen Prüfung und religiösen Läuterung. Lepra läßt die tierische Natur des Menschen hervortreten, wird zum Signum einer besonderen Weiblichkeit wie Männlichkeit und erscheint als Indiz vergangener oder untergehender Epochen und Kulturen. Von der Zivilisation wird die Lepra verdrängt, der moderne Mensch ist nicht leprös. In den Werken der Literatur erhält sich die Erinnerung an frühere Realitäten, die außerhalb Europas auch heute noch bedrängende Gegenwart sind. Selbst Kunst und Künstler können in eine symbolische Nähe zur Lepra und ihren sozialen Folgen gebracht werden. Vom

Aussatz fühlt sich der Schriftsteller auf untergründige Weise wie auch vom Wahnsinn angezogen.

Schwindsucht wird in der Literatur mit anderen Lebensbereichen, mit Moralität und Religion in Verbindung gebracht. Raphaëls Schwindsucht (Balzac) wird zu einem Symbol der Leidenschaft des Menschen, die nur zu oft totale Vernichtung nach sich zieht. Mit der Verkleinerung des Leders, das alle Wünsche erfüllt, schwindet unaufhaltsam auch das Leben. Für Ippolit (Dostojevskij) gleicht Schwindsucht der Situation eines zum Tode verurteilten Menschen. Schwindsucht hat nicht nur eine geistige Bedeutung, sie fördert die geistige Entwicklung auch; Ippolit will Philosoph sein und scheitert in diesem Wunsch; weder eine christliche noch eine stoische Haltung sind ihm möglich. Zugleich begreift er an der Krankheit das Wesen des menschlichen Lebens, wird in seinem Leiden auf Christus hingewiesen, will Vergebung erhalten und selbst vergeben, möchte, wie der hellsichtige Fürst Myskin zu den anwesenden Bekannten sagt, „Sie alle segnen und auch von Ihnen gesegnet werden, und das war alles". Im ‚Zauberberg' (Mann) wird Schwindsucht zum Symbol einer untergehenden Epoche wie zugleich zum Medium der Bildungsgeschichte von Hans Castorp, die ihn den verführerischen und tiefen Zwiespalt von Natur und Geist, Mystik und Rationalismus, Künstler und Bürger erleben und begreifen läßt. Wie sehr Sinn und Symbolik von realer Kausalität zu unterscheiden sind, wird von Castorp selbst angesichts der Haltung gegenüber unmotiviertem Herzklopfen erläutert: „Man sucht förmlich nach einem Sinn dafür, einer Gemütsbewegung, die dazu gehört, einem Gefühl der Freude oder der Angst, wodurch es sozusagen gerechtfertigt würde".

Geisteskrankheit kann für wahre Einsicht und soziale Unabhängigkeit stehen. Erasmus von Rotterdam bringt zu Beginn der Neuzeit im ‚Lob der Torheit' (1511) platonische Weisheit, paradiesische Einfalt und religiöse Begeisterung mit der körperlich bedingten Geisteskrankheit in eine Nähe, die den Betroffenen die Rückkehr in die Normalität nicht erstrebenswert erscheinen läßt: „Wenn sie wieder zu sich kommen, wollen sie nicht wissen, wo sie gewesen sind, ob im Körper, ob außerhalb des Körpers oder im Schlaf. Sie erinnern sich nur nebelhaft und wie nach einem Traum, was sie gehört, gesehen, gesagt und getan haben, und wissen nur so viel, daß sie in tiefster Seligkeit waren, also entzückt wurden. Deshalb bedauern sie auch, daß sie wieder zu Besinnung gekommen sind, und möchten am liebsten auf immer in solcher Verrücktheit von Sinnen sein. Trotzdem ist es nur eine dürftige Kostprobe der künftigen Seligkeit". „Eine tiefe Meditation, eine schöne Ekstase sind vielleicht beginnende Katalepsien". Mit diesen Worten läßt Balzac seinen Louis Lambert die eigene spätere geistige Erkrankung vorwegnehmen und ihrem Wesen eine tiefe Deutung geben: Geisteskrankheit nicht nur als Zerfall des Geistes, sondern als seine Steigerung, Wahnsinn in der seit der Antike immer wieder beschworenen Nähe zu der Welt der Götter.

Literatur hat aber auch ihre Grenzen. Die Gefahren literarischer Darstellungen dürfen gerade angesichts ihrer weitreichenden Möglichkeiten nicht übersehen werden. Der Kranke und seine Krankheit erscheinen im Bewußtsein des Schriftstellers; dieser vermag die Gefühle und Vorstellungen des kranken Menschen, die Erscheinung und Innenseite der Krankheit auf beispielhafte und ganzheitliche Weise zu beschreiben, wie es die Wissenschaft nicht beabsichtigt und für ihre therapeutischen Ziele nicht zu brauchen meint, er ist aber auch von eigenen Vorurteilen und gängigen Klischees abhängig, von seinen politischen und ideologischen Überzeugungen, die ihm den Blick auf die Krankheit vestellen können. Den Geisteskranken oder seine literarische Schilderung ohne weiteres mit sozialer Progressivität und politischer Utopie gleichzusetzen, wird weder der Realität des Kranken noch dem Wesen der Kunst gerecht, erliegt der Gefahr, die Wirklichkeit unangemessen zu ästhetisieren.

Unterschiede in Wesen und Funktion, in Geschichte und Sprache von Medizin und Literatur sind offenkundig. Über den Wert der Literatur kann deshalb die Übereinstimmung mit der realen Erscheinung oder wissenschaftlichen Theorie noch nicht entscheiden. Wiederholt haben Psychiater auf die Grenzen der Literatur hingewiesen. Die Literarisierung psychotischer Erkrankungen erklärt der Psychiater Kurt Schneider nur für bedingt, nur an der Oberfläche der Erscheinungen für möglich: „Das Wesen der Psychose ist das Abreißen der Verständlichkeit; das Dichterwerk aber verlangt durchgehende Motivzusammenhänge wenigstens in seinem hauptsächlichsten Geschehen" (1922). Krankheitsverständnis und Kunstbegriff entscheiden über Grenzen und Möglichkeiten der Literatur.

VIII. Perspektiven

Literatur schildert den Kranken und seine Krankheit zwischen Naturwissenschaft und Humanität, berichtet von überzeugenden wie abschreckenden Beispielen, von Gestalten des Vorbilds wie des Versagens, des Gegensatzes oder der Vermittlung von Technik und Ethik. Das Leben mit der Krankheit wird in Verbindung mit der sozialen Situation, den kulturellen Hintergründen und dem Stand der Medizin beschrieben. An die Gefahren des wissenschaftlichen Fortschritts wird ebenso erinnert wie an die Freiheit des Menschen, einen eigenen Weg zu finden, dem Leiden, der Krankheit und dem Tod einen persönlichen Sinn zu verleihen.

Medizin kann einen wesentlichen Beitrag zum Verständnis des literarischen Werkes leisten (literarische Funktion der Medizin). Die Interpretation von Erzählungen von Hoffmann, Balzac und Poe ist auf die Kenntnis des Mesmerismus jener Jahrzehnte um 1800 angewiesen. Die Struktur von Krankheiten kann hinter der Struktur des literarischen Textes stehen; die Kapitel des ‚Ulysses' von Joyce sind den verschiedenen Organen des menschlichen Körpers zugeordnet. Umgekehrt kann Literatur auch eine Bedeutung für die Medizin besitzen (medizinische Funktion der Literatur). Werke der Kunst weisen auf die soziale wie seelische Situation des Patienten hin und treten allen mechanistischen wie objektivistischen Einstellungen entgegen. Literatur kann dem Patienten in seinem Umgang mit der Krankheit zu einer Hilfe werden (Bibliotherapie), sie kann auch in der universitären Ausbildung mit Gewinn herangezogen werden. Die Wiedergabe medizinischer Themen in der Literatur kann schließlich auch das allgemeine Verständnis und Verhalten beeinflussen (genuine Funktion der literarisierten Medizin). Dichter haben nach Jaspers „in Gestalten des Wahnsinns wie in Symbolen das Wesen des Menschen, seine höchsten und entsetzlichsten Möglichkeiten, seine Größe und seinen Verfall zur Darstellung" (1913) gelangen lassen. Der Einfluß der Literatur muß allerdings nicht immer positiv sein; literarische Werke können auch belasten und falsche Bilder der Wirklichkeit und des Menschen verbreiten. Bei aller

Verbindung darf die Differenz von Kunst, Wissenschaft und Leben nicht übergangen werden.

Literatur weist nicht allein auf Sinnebenen hin, die in der Wissenschaft kaum Beachtung finden, sondern gibt auch Auffassungen wieder, die sich der Kranke und seine Umwelt von der Krankheit machen. Von diesen Hintergründen wird der Schriftsteller angeregt, auf sie wirken umgekehrt wieder seine Werke ein. Große Kunst läßt die etablierten Alternativen von Anlage und Umwelt, von Leib und Seele, von Individuum und Gesellschaft fragwürdig werden. Körperliche, seelische, soziale und geistige Dimensionen verbinden sich in jedem Kranksein; in dieser Weite entfaltet sich die Beziehung zwischen Arzt und Patient, in dieser Weite kann Heilkunst zur Heilkultur werden.

IX. Literatur

Anz, T.: Gesund oder krank? Medizin, Moral und Ästhetik in der deutschen Gegenwartsliteratur, Stuttgart 1989.

Augstein, C.: Medizin und Dichtung. Die pathologischen Erscheinungen in der Dichtung, Stuttgart 1917.

Benedetti, G.: Psychiatrische Aspekte des Schöpferischen und schöpferische Aspekte der Psychiatrie, Göttingen 1975.

Binet, L., u. P. Vallerey-Radot: Médecine et littérature, Paris 1965.

Brody, H.: Stories of sickness, New Haven 1987.

Burger, H. A.: Arzt und Kranker in der deutschen schönen Literatur des 19. Jahrhunderts, in: W. Artelt und W. Rüegg (Hrsg): Der Arzt und der Kranke in der Gesellschaft des 19. Jahrhunderts, Stuttgart 1967, S. 98–106.

Carsten, P.: Literarisches aus der Medizin. Medizinisches aus der Literatur, Berlin 1931.

Ceccio, J., Hg.: Medicine in literature, New York u. London 1982.

Engelhardt, D. v.: Medizin in der Literatur der Neuzeit. Bd. 1, Darstellung und Deutung, Hürtgenwald 1991.

Feder, L.: Madness in literature, Princeton, N. J., 1980.

Geyer, H.: Dichter des Wahnsinns. Eine Untersuchung über die dichterische Darstellbarkeit seelischer Ausnahmezustände, Göttingen 1955.

Granjel, L. S.: Medicos novelistas y novelistas medicos, Salamanca 1973.

Irle, G.: Der psychiatrische Roman, Stuttgart 1965.

Kudszus, W. (Hrsg.): Literatur und Schizophrenie, Tübingen 1977.

Peschel, E. R. (Hrsg.): Medicine and literature, New York 1980.

Rammelmeyer, A.: Arzt, Kranker und Krankheit in der englischen Literatur des 19. Jahrhunderts, in: W. Artelt u. W. Rüegg (Hrsg.): Der Arzt und der Kranke in der Gesellschaft des 19. Jahrhunderts, Stuttgart 1967, S. 116–156.

Schmidt, P.: Gesundheit und Krankheit in romantischer Medizin und Erzählkunst, in: Jahrbuch des Freien Deutschen Hochstifts (1966) 197–228.

Trautmann, J., u. C. Pollard: Literature and medicine: Topics, titles and notes, Philadelphia 1975.

Vestdijk, S.: De zieke mens in de romanliteratuur, Amsterdam 1977.

Viebrock, H.: Arzt, Kranker und Krankheit in der englischen schönen Literatur des 19. Jahrhunderts, in: W. Artelt u. W. Rüegg (Hrsg.): Der Arzt und der Kranke in der Gesellschaft des 19. Jahrhunderts, Stuttgart 1967, S. 107–115.

Winau, R.: Arzt und Krankheit in dichterischen Werken um die Jahrhundertwende, in: G. Mann u. R. Winau (Hrsg.): Studien zur Medizingeschichte des 19. Jahrhunderts, Bd. 8, Göttingen 1977, S. 152–171.

Wöbkemeier, R.: Erzählte Krankheit. Medizinische und literarische Phantasien um 1800, Stuttgart 1990.

Der gestaltete Tod

Die pathologisch-anatomische Diagnose

VOLKER BECKER

Der Titel „Der gestaltete Tod" läßt eine „ars moriendi" vermuten.

Die Formulierung des Todes bedeutet im Sinne des Untertitels hier eine naturwissenschaftliche, biographische oder individualpathologische – und daher nur mittelbar psychologische – Betrachtung. Sie bedient sich des Musters der pathologisch-anatomischen Diagnose.

Das Leben mit seinen biologischen Systemen, körperlichen Leistungen bis Strapazen, Anpassungen, Narben – alles kann man seelisch, psychisch modelliert sich vorstellen – kann als Summe aufgefaßt werden, die insgesamt mehr ist als die einzelnen Faktoren zusammen, die schließlich durch Krankheiten und andere „Subtrahenten" zum Tode führt.

Der Tod gehört in die Ordnung des Lebens.

Der Tod ist dem Leben zugehörig; er ist letztes Lebenszeichen.

Es ist der Tod das Problem jeglicher Philosophie, ein Thema der Kunst, das Hauptthema der Geschichte und der menschlichen Gesellschaft, er macht mit seinen Folgen erhebliche juristische Verwicklungen, soziale Akzente. Er ist also interfakultativ.

Emotionale Bindungen und ganz persönliche Nachdenklichkeiten sind Teil und Folge.

Der Tod ist zunächst ein naturwissenschaftliches Problem – die Triebkraft alles Natürlichen, aller Evolutionen.

Der gestaltete Tod bedeutet

die Summation der Todesursachen,
die Summation der Faktoren, die den Tod vorbereiten, ihm den Weg bereiten,
die Summation von Krankheiten, Schäden und Narben, Traumata, Diätfehlern, Süchten und Unsinnigkeiten des Lebens.

Die Gestaltung des Phänomens Tod läuft zeitlich lebenslang.

So wie das entscheidende Problem der Naturwissenschaften die Entstehung des Lebens darstellt, so ist das Problem des Todes ein entscheidender Faktor des Lebens. So wie das Leben eine Summe von Möglichkeiten der Erfassung und Ansichten der Biochemie, Psychologie, Molekularbiologie, Morphologie etc. bietet, so stellt das Todesgeschehen eine Summe von Psychologie, Pathologie, Pathophysiologie, Variationen der Bedingungen des Lebens unter den Bedingungen des physiologischen Alterns und der Krankheit dar.

Die Bedingungen des Todes sind reziprok den reichhaltigen Umständen des Lebens. Die Bedingungen der dem Tode zuarbeitenden Faktoren werden im Laufe des Lebens „erlebt".

Die Summation der Todesursachen bildet ein Gestaltproblem in dem Sinne, daß es sich zeigt, daß das Ganze mehr ist als die Summe der Einzelteile.

Wenn die Gestalt eine ganzheitliche Ordnung bezeichnet, dann löst der gestaltete Tod diese ganzheitliche Ordnung nach bestimmten Regeln auf, der Verlust der Regelmechanismen führt zum Versagen der Ganzheitlichkeit. Die *Formulierung* dieses Gestaltens wird in der pathologisch-anatomischen Diagnose versucht. Die Pathogenese ist als ihre Grundleitlinie zu fordern. Die pathogenetisch aufgebaute Diagnose ist eine Formulierung des durch ein langes Leben gestalteten Todes und damit ein Stück Formulierung des somatischen Lebens. Die Kenntnis des „gestalteten Todes" mit der Erkenntnis der Summation der Todesursachen ermöglicht bei zum Beispiel lange dauernder Intensivtherapie mit dem Zusammenbruch einzelner Regelkreise den Überblick über den „Tod in Einzelheiten".

Es ist banal, aber durch Studien gesichert, daß die Zahl der betroffenen Organe beim Intensivpatienten und bei Traumatisierten in direkter Proportion zu den Überlebenschancen steht. Studien über die Bedeutung des multiorganischen Regulationsversagens zeigen, daß auch bei akut multimorbid Geschädigten – vor allem bei Unfällen etc. – die „Hypothek" der Vorkrankheiten für die Beendigung der einzelnen Organe eine entscheidende Rolle für das Überleben spielen. Es wird versucht, durch Scores die Lebensaussichten – und damit die Notwendigkeit einer fortgesetzten Therapie – computermäßig zu erfassen.

Das hervorstechendste Charakteristikum des Todes ist seine Irreversibilität.

Daraus ergibt sich, daß bei der Formulierung der Todesursachen eine Anhäufung der Summanden gesucht werden muß, die nach einer Periode der Einzelschäden schließlich zu einer irreversiblen Störung der Regelkreise führten. Gesucht wird nach dem Summanden, der das noch gerade gehaltene System zur Irreversibilität geführt hat („letzte Todesursache", Feyrter, 1946). Erst der Zusammenbruch der Regelkreise, soweit sie lebensnotwendig sind, führt zur Irreversibilität. Dinge, die das Leben des Einzelnen in einen irreversiblen Weg treiben – Zufälle –, bestimmen das Leben „in alle Zukunft" und haben einen Weicheneffekt. Ein Zurück gibt es nicht. Weichen, die wir selbst stellen (Beliebigkeitszufälle im Sinne von O. Marquard, 1986) und Weichen, die von den übergeordneten Mechanismen unseres Lebens gestellt werden (vorzeitiges Altern, Schicksalsschläge, Naturkatastrophen, Epidemien, Politik und vieles andere mehr) bestimmen auch unsere Körperlichkeit.

Der Pathologische Anatom soll – nach landläufiger Meinung – die Todesursache feststellen. In der Tat wird am Ende seiner Oduktionstätigkeit der Tod verständlich, die Todesursache klarer und gesichert.

Der Tod als letztes Lebenzeichen gehört aber „eigentlich" in die Klinik, die weiß, wie die letzten Lebensstunden verlaufen sind. Die Aufgabe des Pathologischen Anatomen ist es vielmehr, die *Krankheit* zu erkennen, die Krankheitsfaktoren, die zu dem Tod geführt haben, die den Todesmechanismus verständlicher machen, einen Mechanismus, der zu jedem individuellen Leben gehört wie die Vorgeschichte und die Lebensumstände.

Oft ist dem behandelnden Arzt die Vorgeschichte nicht voll zugänglich, weil die Schnelligkeit, mit der die Krankheit einsetzte und ablief, weil der Benommenheitsgrad des Sterbenden eine Befragung nicht mehr erlaubte, weil in dieser kurzen Zeit anderes zu tun nötiger war. Umso wichtiger ist das Erkennen von anatomischen Vorgaben, den Vorkrankheiten, dem „Trainiereffekt" (Kompensationseffekt), von Verminderung der Abwehr, von Einsatzmöglichkeiten abgestufter Organfunktionen. Diese Faktoren sind in der pathologisch-anatomischen Diagnose in Form der „somatischen Anamnese" zu erkennen. Der alte Herzinfarkt, die alte verkalkte tuberkulöse Niere, die Cholelithiasis, der Uterus myomatosus, der entzündete Hämorrhoidalring – um nur einige zu nennen. Es geht nicht an, derartige Dinge als „Nebenbefunde" abzutun. Sie gehören zu diesem Leben, weil sie vielleicht ganz im Vordergrund des Bewußtseins des Krankseins, des Leidens gestanden haben, auch wenn sie jetzt am Ende vor der sich ganz in den Vordergrund schiebenden letzten Krankheit in ihrer Bedeutung herabgemindert sind.

Weil der Auftrag des Pathologen darin besteht, die Krankheiten, die ganze Krankheit, die gesamte somatische Anamnese des gerade Verstorbenen in der pathologisch-anatomischen Diagnose zusammenzufassen, besteht die Notwendigkeit, den Faden der Krankheit, die jetzt zum Tode geführt hat, zurückzuverfolgen in seine Anfänge und ihn dann erneut, vielleicht über einige Knotungen hinweg, aufzuspinnen.

Daher bauen wir die pathologisch-anatomische Diagnose nach pathogenetischen Grundsätzen auf.

Bei Dingen, die zusammengehören – Bluthochdruck, Arteriosklerose, Koronarsklerose, Herzinfarkt, Hirnmassenblutung – ist das leicht einsehbar und leicht zu bewerkstelligen. Werden aber zwei oder mehrere – viele! – pathogenetische Störungen in einem Individuum verbunden, die sich wechselweise beeinflussen, wird das Problem schwierig bis unlösbar.

Gelegentlich muß im Zusammenhangsgutachten bewußt gemacht werden, daß durch die Beeinflussung der Krankheiten unter Umständen ein ursächlicher Zusammenhang besteht oder vorgetäuscht werden kann. Eine Trennung der verschiedenen pathogenetischen, sicher nebeneinander bestehenden Stränge ist oft nicht möglich, weil sie verbunden sind durch das kranke Individuum, durch das lange Leben und durch das Erleben einzelner Krankheiten, mitunter auch durch die Therapie, die *beide* Stränge trifft.

Aus diesen wenigen Sätzen wird klar, daß die pathologisch-anatomische Diagnose, die am Ende eines Lebens von dem Pathologen gestellt werden soll, ungemein persönlich ausgerichtet, individuell gestaltet sein muß, ein Stück Individualpathologie darstellt.

Die pathologisch-anatomische Diagnose beruht auf dem, was der Pathologe sieht („findet") und was er weiß, von der persönlichen Krankheit und der „gelernten Krankheit", d. h. von der Krankheit, wie sie in Lehrbüchern dargestellt wird, also lehrbar ist.

Die Summe, die mehr ist als die Addition der Summanden, wird mit dem Begriff der *Gestalt* umfaßt. So ist die pathologisch-anatomische Diagnose eine „gestaltete", weil sie mehr enthält als die einfach aufzuzählenden formalen Fakten, weil sie über die formale Beschreibung der Organveränderung ein Verständnis für das zu Ende gegangene Leben und den inneren Verbund seiner Krankheiten eröffnet.

Die pathologisch-anatomische Diagnose setzt sich aus den somatischen Fakten der „pathologischen Veränderungen" zusammen, die in einen pathogenetischen Zusammenhang gebracht werden müssen. Dieser Zusammenhang wird moduliert durch bestimmte Vorkrankheiten, die unter Umständen schon zu einer Organinsuffizienz geführt haben, die noch durch eine Kompensation von anderen Organen das Leben ermöglicht hatte. Die Kompensationsmöglichkeit des einmal erkrankt gewesenen Organs wird herabgesetzt. Selbstverständlich sind es die großen Regelkreise Homöostase von Atmung, Herzschlag und zentralnervöser Funktion, Elektrolythaushalt. Die Störungen dieser Regelkreise können vielfältig und auch gegensinnig sein; die Störungen können einander summieren; schließlich brechen die Regelkreise zusammen und fällen einander wie nahestehende Dominosteine.

Man kann an der Pathogenese aller dieser Krankheitszustände das Versagen physiologischer Vorgänge erkennen und ableiten. Man wird dabei an das Wort von Viktor von Weizsäcker (1942) erinnert: „Der Pathologe kann mit den klassischen Methoden oft erklären, warum eine Gestalt der Leistung nicht mehr zustandekommt, nicht aber, warum sie im gesunden normalen Leben zustandekam".

Es bleibt ein erheblicher Hintergrund des gesamten Geschehens in Form des individuellen Lebens, der Konditionen und Konstellationen des einzelnen Kranken – und es bleibt eine gewisse subjektive Bewertung des Pathologen, der den Patienten ja nie im Leben gesehen hat. Es gehört zu dem Subjektivismus des Obduzenten, daß er die Akzente während der Obduktionstätigkeit in einer bestimmten Reihenfolge sieht. Sie werden dann bei dem Gespräch mit dem Kliniker oder bei dem Wechselgespräch anläßlich der klinisch-pathologischen Konferenz unter Umständen anders gesetzt werden müssen. Durch diese Maßnahmen:

1. durch die Erarbeitung der objektiven und demonstrierbaren Befunde,
2. durch die Erkennung der „Vorlast" durch vorausgegangene Krankheiten mit Narben oder Insuffizienzen in einzelnen Organen,
3. durch die Ergänzung dieser Befunde durch bestimmte Fragen nach der Vorgeschichte, die an den Kliniker, vielleicht sogar an die Angehörigen gestellt werden –

durch alles dies, aber auch durch die persönliche ärztliche Akzentuierung der Befunde sowohl durch den Kliniker als auch durch den Pathologischen Anatomen werden die Bausteine gesammelt, aus denen die pathologisch-anatomische Diagnose als Abschluß „gestaltet" wird. Eine solche Betrachtungsweise scheint auf den ersten Blick formal, fast bürokratisch zu sein, die ihr Ziel darin sieht, ein Leben, oder wenn man will, die Masse der Krankenblätter im besten Falle sogar in einem Arztbrief abzuschließen durch eine wohlgeformte und wohlgestaltete pathologisch-anatomische Diagnose.

Sie wird noch bürokratischer, wenn es um eine gutachtliche Zusammenhangsfrage geht, die versorgungsrechtlich oder gar forensisch eine Rolle spielen kann.

Ein Zusammenhang oder eine Beeinflussung von verschiedenen Krankheiten kann ganz deutlich sein; dann ist eine gutachtliche Stellungnahme gar nicht gefragt.

Sie kann aber auch ganz unsinnig sein; das Gutachten wird leicht zu erstellen sein. Von den Betroffenen bzw. den Hinterbliebenen, die die Befindlichkeiten am besten kannten – „seit damals geht es ihm schlecht" – wird es nicht anerkannt werden.

Die beiden Pole sind nur mit geringer Häufigkeitszahl ausgestattet.

Die große Menge der Fälle findet sich auf der Skala zwischen diesen Polen: Wie weit beeinflußt das Trauma von vor drei Jahren die jetzige Todeskrankheit?

Die Tätigkeit des Zusammenhangsgutachters läßt die Bedeutung der Vielfalt von Ursachen und Konditionen aktenkundig werden.

Diese Denkweise ist nicht so nüchtern papieren, wie es zunächst aussieht, macht sie doch ein bewußtes Nachdenken über jeden Krankheitsfall, über jeden Verstorbenen unerläßlich. Die pathogenetisch aufgebaute pathologisch-anatomische Diagnose stellt, so weit dies möglich ist, ein Fortschreiten bis zur letzten Krankheit, bis hin zu dem Lebensende dar. Es ist, wenn alles richtig ist, die pathologisch-anatomische Diagnose nur eine Beschreibung des langsam gereihten Organzerfalles, der Verminderung der Leistungsfähigkeit einzelner Organsysteme, die zunächst Ausfälle verursachen und schließlich den Zerfall der Gesamtorganisation des Organismus bewirken. So wie die pathologisch-anatomische Diagnose eine Beschreibung dieser Vorgänge von Schädigung, Kompensation, Adaptation und erneuter Schädigung darstellt, so wird der Tod, das Lebensende, ebenfalls von allen diesen Faktoren gestaltet. Und hier wird es deutlich:

Der Tod eines Individuums ist nicht nur einfach: Herzstillstand. Der Herzstillstand läßt sich häufig durch Therapie überwinden. Die Frage, warum in manchen Fällen aber der Herzstillstand möglicherweise einmal oder zweimal überwunden wurde und dann eben doch irreversibel verbleibt, hängt mit allen anderen Regelkreisen zusammen, mit dem Elektrolytstoffwechsel, der durch die Niere im wesentlichen reguliert wird, mit den Intoxikationen, die von Bakterien herrühren, mit zentralnervösen Regulationsausfällen, mit der Unmöglichkeit der Regulation des peripheren Kreislaufes (Schock), mit der Mangeldurchblutung lebenswichtiger Organe wie wiederum das zentrale Nervensystem und des Herzens, die dann wieder rückwirken.

Bei dem einfachen Faktum des Herzstillstandes spielen verschiedene Faktoren eine Rolle, die unter Umständen schon lange bestanden haben – Rhythmusstörungen, alte kalkige Koronarsklerose mit der fehlenden Adaptationsmöglichkeit, wiederholte alte Infarkte etc. – so daß eben diese Todesursache „Herzstillstand" viele ursächliche Quellen und Konditionen aufweist. Auch dieser Tod am „Herzstillstand" ist gestaltet durch viele Faktoren, die einzeln häufig sein mögen, einzeln auch überwindbar, therapierbar sind, in der Gesamtheit aber eben mehr sind als die jeweils einzelnen, mehr als deren Addition. Es gibt eine Evolution der Krankheit, die ermöglicht wird durch die Therapie – der Tod wird hinausgeschoben, die Krankheit wird über ihr naturgemäßes Maß weiterentwickelt – und dann wechselt der Akzent, und schließlich bringt die Summation aller dieser Dinge den Menschen zu Tode.

Das Leben kann verstanden werden als ein System von einandergreifenden, miteinander harmonisch organisierten Regelkreisen, diesen „Urprinzipien des Lebendigen" (R. Wagner, 1954), die auf verschiedenen Ebenen ineinander vermascht sind: Wir können die Ebenen des Organismus als Ganzes, die Ebene des Organs, des Gewebes, der Zellen und der subzellulären Faktoren erfassen und vielleicht sogar definieren. Damit haben wir die Lebensebenen benannt, ohne das Phänomen des Lebens zu definieren. Es gibt Regelkreise, die eine sehr starke Beständigkeit dadurch haben, daß sie auf die notwendigsten Funktionen reduziert werden können: Die Zentralisation des Kreislaufes im Falle des Schocks ist das bekannteste Beispiel, das apallische Syndrom das tragischste. Es gibt in jedem Regelkreis Beispiele der Reduktion auf einen Sparmechanismus, auch wenn dies manchmal nicht so deutlich wird: Eine Anämie besteht in einer Verminderung der Sauerstoffträger, die makrozytäre Anämie stellt die Möglichkeit dar, mehr Sauerstoff in die wenigen Erythrozyten hineinzubringen. Man kann hier von einer Kompensation, aber auch von einem Sparmechanismus sprechen.

Die disseminierten Gerinnungen, die während des Schocks intravasal auftreten können, können verstanden werden als der Versuch, die Regulationsunfähigkeit der Peripherie zu überwinden: Wenn es nicht mehr möglich ist, durch eine geregelte Verengerung ganzer Kapillargebiete einzelne Gefäßprovinzen auszuschalten, so daß die Gefahr des Versackens in die Peripherie besteht, dann kann durch intravasale Gerinnung die Zahl der offenen Gefäßprovinzen reduziert werden. Daß durch Verbrauch so zahlreicher Fibrinanteile der physiologische Mechanismus einer Blutstillung seines Hauptfaktors beraubt wird, ist dann eine zweite Angelegenheit (Verbrauchskoagulopathie). Sie hat nicht unbedingt mit dem Schock zu tun. Sie zeigt aber, daß hier zwei Regelkreise mit unter Umständen den gleichen Faktoren vermascht sind, ja in Konkurrenz treten.

Die Summanden der Todesursachen setzen sich im Großen zusammen:

1. Anlage. Darunter versteht man Mißbildungen, konstitutionelle Schäden (Bindegewebsschwächen), Stoffwechselvarianten bis hin zur Disposition. Disposition ist schwer zu umgreifen; es mag genügen, daß es einsichtig ist, von Rassedisposition, Geschlechtsdisposition, Altersdisposition zu sprechen. So gibt es auch eine individuelle Disposition, die der Konstitution entspricht.

Weil die Disposition und Konstitution schwer bei dem einzelnen Menschen, den man vielleicht nur kurz kennt oder nur auf dem Sektionstisch „erlebt", zu erfassen ist, wird häufig darüber hinweggegangen.

2. Vorkrankheiten und Vernarbungen. Narben stellen immer Reduktionen der funktionierenden Masse, der Leistungsbreite des betroffenen Organes oder des Organsystems dar. Eine karnifizierte Pneumonie, auch wenn sie nur ein Lungensegment einnimmt, stellt eine Belastung für die übrigen gutbelüfteten Abschnitte dar, die unter normalen Verhältnissen sich nicht bemerkbar macht. Wenn aber ein weiterer Lappen mit einer Pneumonie besetzt und eine dritte Stelle durch eine altvernarbte Pleuritis gefesselt ist, dann spielt eben doch die alte Karnifikation eines nur umschriebenen Abschnittes eine Rolle, auch wenn sie sehr lange zurückliegt. Ganz offensichtlich ist die Bedeutung der Narbe bei dem überstandenen Herzinfarkt, die immerhin Veranlassung gibt, daß die übrige Herzmuskulatur ein Mehr an Leistung, das heißt aber eine Verringerung an Kompensationsmöglichkeiten aufbringt. Narben verringern häufig nicht die tägliche Organleistung, wohl aber die Kompensation bei besonderer Anstrengung.

3. Die persönliche Vorgeschichte, die sich häufig in diesen Narben äußert, kann auch anatomisch unsichtbar bleiben. Ich meine hier vor allem den Diabetes mellitus, die Hypercholesterinämie, auch das Training (z. B. Sportherz), Gewöhnungen an Gifte, die möglicherweise während des Krankenhauses nicht zugeführt werden (Delirium tremens), Hypotonie und wiederholtes Versagen des peripheren Kreislaufes. Zu der persönlichen Vorgeschichte gehören auch durchgemachte Krankheiten, die nur funktionelle Schäden hinterlassen haben. Diese funktionellen Narben beeinträchtigen auch die Möglichkeit der Organleistungskompensation (Polypathie als Summe unbestimmter qualitativer Krankheitsfaktoren).

4. Die Multimorbidität der letzten Lebensphase bei der multiplen Morbidität, die hintereinander nach dem Dominoprinzip die Regelkreise zerstört, bis schließlich ein entscheidender Regelkreis (Herzschlag, Atmung, Zentrale Regulation) ausfällt. Wesentlich ist die mangelnde Anpassungsfähigkeit durch vorausgegangene, chronische, vielfältige Krankheiten. Es ist einfach, die Symptome mehrerer chronischer Krankheiten, diese Krankheitsfaktoren (Summanden), die beim Sterben beobachtet werden und sich bei der Obduktion vielleicht darstellten, zu beschreiben.

> Wenn wir hier beim Sterbenden als dem Zusammenbruch der Regelkreise nur diejenigen der Atmung, des Kreislaufs und der Herztätigkeit der zentralen Regulation betrachten, dann geschieht dies aus dem unmittelbaren ärztlichen Erlebnis. Wir wissen, daß bei der Regulation des Kreislaufs eine Masse von Regelkreisen ineinander vermascht und verbunden sind mit Stoffwechselregelkreisen, vielleicht einer einzelnen Zellart, z. B. auch des Gehirns, von Quellzellen, von Muskelfasern, von dem Endothelsystem – um nur einige zu nennen.

Die Abhängigkeit der einzelnen Regelkreise aber in dem individuellen Fall ist häufig nicht zu klären. Kausale Relationen von variablen, individuell bestimmten Faktoren stehen ebenso variablem Abwehrvermögen gegenüber.

Vor allem die zeitlichen Verhältnisse, die schließlich zum Versagen der Regelkreise führen, sind häufig unklar und beziehen sich auf Minimalkrankheiten. Es sind dies die geringen hypostatischen Pneumonien, die dem Leben ein Ende setzen, die vielleicht auch eine Intoxikation des rechten Herzens hervorrufen; es sind die Entzündungen der Niere, der Prostata, die ein terminales Fieber verursachen.

Die Multimorbidität, die nahezu bei jedem Tode vor dem Ende zu beobachten ist, ist die Ursache dafür, daß die Totenscheindiagnose so unterschiedlich ausfällt.

Die Schwierigkeit des Ausfüllens eines Totenscheines steht in direkter Proportion zu dem Wahrheitsgehalt dieses Dokuments.

Wir verstehen die Schwierigkeit – und damit auch den geringen Wahrheitsgehalt –, wenn wir die Kompliziertheit des Sterbens, die Abwägung der einzelnen Faktoren, die das gesamte Bild des „gestalteten Todes" hervorrufen, uns vor Augen führen. Der Tod ist der generalisierte Zusammenbruch aller Regelkreise. Man kann aber umgekehrt im Tod – insbesondere dann, wenn man ihn zu einer pathologisch-anatomischen Diagnose, eben zu der Todesdiagnose zusammenfügen muß – auch das vielfältige Ziel der Mechanismen erkennen, die das Leben aufrecht erhalten und dann zusammenbrechen müssen, um im Sterben den Tod herbeizuführen.

Es wird deutlich, daß der Tod gestaltet wird durch die Mechanismen, die im Sterben wirksam werden: Koma, Hirnmassenblutung mit Hirndruck, Leberleistungszusammenbruch, Stillstand des Herzens durch Koronarverschluß, Infektion der Lunge und der Niere und vieles andere mehr. Dies alles sind Faktoren, die den Tod bewirken, vielleicht die Endstrecke darstellen von verschiedenen, vorher bereits vorhandenen Verminderungen der Organkapazität und der Organadaptation.

Die Schwierigkeit der pathologisch-anatomischen Diagnose liegt in der Vielfalt der Einzelkrankheiten (Morbidität), der Veränderung der Kompensationsmöglichkeiten durch Alter und vielfache vorausgegangene Krankheiten (Polypathie) in Verbindung mit der letzten, zum Tode führenden Krankheit. Alles dies kann nicht nur im Sinne einer Addition verstanden werden, sondern greift konditionalistisch ineinander – ist mehr als die Summe der Einzelteile.

Die pathologisch-anatomische Diagnose beinhaltet den Gang zu dem durch diese Einzelteile gestalteten Tod.

Literatur

Feyrter, F.: Über den ärztlichen Begriff der Todesursache. Wien. Z. Inn. Med. Grenzgeb. 1946, 438–456.

Marquard, O.: Apologie des Zufälligen. Stuttgart 1986.

Wagner, R.: Probleme und Beispiele biologischer Regelung. Stuttgart 1954.

Weizsäcker, V. von: Gestalt und Zeit. Halle 1942.

Das Prinzip Psychosomatik

HANS SCHAEFER

Daß in jeder Krankheit seelische „Faktoren" eine Rolle spielen, wird heute wohl von niemanden mehr bezweifelt. Strittig bleiben die quantitativen Verhältnisse. Dieser Streit ist deshalb so kompliziert, weil die Abwägung von Quantitäten gefordert wird, Seelisches sich aber grundsätzlich nicht quantifizieren läßt. Selbst die bescheidenere Frage, wie oft im konkreten Einzelfall Seelisches den Ausschlag bei Auslösung oder Verlauf einer Krankheit gegeben habe, ist nicht zu beantworten, weil der Begriff „ausschlaggebend" immerhin noch semiquantitativ ist, sich aber der Messung und dem Vergleich entzieht.

Wer also seelischen Prozessen eine bedeutende Rolle bei der Krankheitsentstehung beimißt, argumentiert auf einem wissenschaftlich nicht tragfähigen Boden. Da ich selbst aber seelische Prozesse fast immer bei der Krankheitsentstehung für bedeutungsvoll halte, wird man ein anderes als das naturwissenschaftliche Argument mit gutem Grunde von mir erwarten dürfen. Diese Argumentation wird in einigen Thesen vorgelegt, die kurz erläutert werden.

1. Seelisches ist nur im Selbst-Erlebnis erfahrbar. Die Wechselwirkung von Leib und Seele also auch. Dieser, in der Wissenschaft immer wieder heftig bekämpfte Satz ist evident, das heißt: Er bedarf keines Beweises, und er läßt sich auch nicht beweisen, wenn Beweis eine Form der interindividuellen Kommunikation ist. Da Seelisches *nur* von mir selbst erfahren wird, kann ich Seelisches in anderen Menschen nur in Analogie zu mir erschließen. Auf der Gültigkeit dieser Theorie baut das gesamte soziale Leben auf. Nur der Solipsist könnte diese Gültigkeit (unwiderlegbar) bezweifeln. Die evidente Selbsterfahrung betrifft zwei verschiedene Erfahrungsbereiche: die willkürlichen Handlungen und die körperlichen Begleiterscheinungen der Emotionen.

2. Das im Selbsterlebnis Erfahrene ist unmittelbar „verständlich". Diese Eigenschaft kommt dann auch allen Vorgängen zu, welche dieser Selbsterfahrung analog sind. Das Verständnis endet also zunächst dort, wo Handlungen erfolgen, ohne im Selbstbewußtsein begründet zu sein, oder wo körperlich-vegetative Reaktionen beobachtet werden, ohne durch Emotionen verständlich zu sein. Diese Grenze der Analogisierbarkeit wird durch die (unbeweisbare) Hypothese übersprungen, daß es für beide Arten seelisch-leiblicher Wechselwirkung auf der seelischen Seite Unbewußtes gebe, das eine gleichartige Wirkkraft auf den Leib besitzt wie die Willenskraft des Menschen oder seine ihm bewußt werdenden Gefühle.

3. Auch das Evidente und unmittelbar Verständliche entzieht sich einer naturwissen-schaftlichen Erklärung. Statt einer solchen Erklärung bietet sich vielmehr das „Korrespondenz-Modell" an, das kein Modell im Sinne naturwissenschaftlicher Modelltheorien ist. Das Modell macht trotz dieses Defektes Prozesse „verständlich", weil es der Selbsterfahrung entspricht und damit dem Kriterium der Einsichtigkeit genügt. Da es keine Methoden gibt, Seelisches unmittelbar aus Leiblichem abzuleiten (oder umgekehrt), bleibt das Korrespondenzmodell in einem logischen Bereich, der jede Erfahrungsmöglichkeit überschreitet, also eigentlich im philosophischen Sinne „meta-physisch" ist. Der von diesem Modell verständlich gemachte Sachverhalt kann dann in abgewandelten Modellen als ein „monistischer" oder ein „dualisti-scher" Sachverhalt gedeutet werden, das heißt: Leib und Seele werden als identisch oder prinzipiell unterschieden gedeutet. Beide Modelle sind methodisch nicht verifizierbar und also logisch gleich berechtigt, nämlich gleich spekulativ. Dasselbe trifft für die Lehre des „Holismus" zu, welche geradezu allegorische Züge trägt, indem sie das Psychische als Vollendung tieferer Stufen der Natur ansieht, es aber in nuce schon in der unbelebten, erst recht der belebten Natur vermutet (so Haldane, 1931). Der Holismus bezieht lediglich die Evolution in sein Modell ein, indem er „Stufen des Lebendigen" postuliert, welche sich am Ende in Organismen entfalten, welche auch Bewußtsein besitzen.

4. Alle Modelle des Leib-Seele-Zusammenhangs sind also Dichtungen, welche das Problem nach Analogie der Selbsterfahrung deuten, jede Erklärung aber vor sich herschieben, soweit es kausale Zusammenhänge betrifft. Als evolutive Modelle sind sie Erklärungen der Geschichte der Lebewesen, ohne Mechanismen zu kennen, als ontologische Modelle sind sie metaphysisch. Ihr einziger „Inhalt" ist die Angabe, daß Leib und Seele miteinander zusammenhängen und aufeinander wirken.

5. Auf die Erklärung der Entstehung von Krankheiten können diese Modelle nicht zutreffen. Evolutiv ist die Entstehung einer psychosomatischen Krankheit eben *nicht* „verständlich", da sich in der Evolution nur Funktionen mit dem Charakter der Zweckmäßigkeit zu entwickeln pflegen, Krankheit aber nicht zweckmäßig (teleolo-gisch) gedeutet werden kann, ohne weitere, total spekulative Argumente hinzuzuzie-hen. Die Darwinsche Theorie greift nicht. Ontologisch sind diese Modelle bei der Krankheit ohne „Verständlichkeit", weil sich das Krankhafte als psychophysischer Prozeß in der Erfahrung des Alltags nicht vorfindet.

6. Die große Resonanz, welche Freud gefunden hat, stammt aus seinem Versuch einer neurologischen Deutung pathologischer Prozesse. Das Krankhafte wird bei Freud „sinnhaft" durch die Entstehung aus Erfahrungen (Erlebnissen), die ein genetisch für solche Erfahrungen hinreichend sensibler zentralnervöser Apparat verarbeitet. Die über die Anlage dieses Apparates getroffenen Grundannahmen (zum Beispiel Dominanz sexueller Erfahrungen, Störung der Funktion als Rückschritt in eine frühere evolutive Stufe) nehmen den Charakter von Naturgesetzen an. Da sie solche nicht sind, müssen sie in diesen Rang dogmatisch erhoben werden. Damit wird die Psychoanalyse im Prinzip eine Weltanschauung, welche den Boden der Empirie verleugnet.

7. Das Prinzip Psychosomatik kann sich von diesen Grundthesen aus in zwei heterogene Bereiche entwickeln, die wir verkürzt ‚Soziopsychosomatik' einerseits, ‚neurovegetative (individuelle) Anthropologie' andererseits nennen wollen. Damit soll folgendes ausgedrückt werden: Es gibt einen theoretisch einsichtigen Zugang zur Entstehung (psychosomatisch mitbedingter) Krankheiten, der mit den evidenten, also in sich selbst verständlichen, Vorgängen leib-seelischer Wechselwirkungen zu tun hat: mit Verhalten und Emotionen. Daneben aber gibt es einen weiten Bereich klinischer Erfahrungen, welcher sich mit so evidenten Theorien nicht verständlich machen läßt, der aber einer rein naturwissenschaftlichen Analyse ebenfalls weitgehend unzugänglich bleibt. Es ist jedoch im Fortschreiten einer subtilen psychophysischen Forschung ein Trend zu erkennen, der eine immer weiter vordringende Aufklärung auch des zweiten psychosomatischen Bereichs erkennen läßt.

8. Der erste soziopsychosomatische Bereich beschreibt die pathogenen Einflüsse von Verhalten und Emotionen. Eine einfache logische Überlegung zeigt uns, daß die Ursachen der Krankheiten entweder genetischer Natur oder umweltbedingt sind, wobei eine Mischung von Faktoren aus beiden Bereichen die Regel sein wird: Umwelteinflüsse auf den Körper, der auf eine genetisch vorprogrammierte Art auf die Einflüsse antwortet. Wenn wir das Stichwort „Umwelt" genauer betrachten, werden wir rasch gewahr, daß Krankheiten, welche den Einflüssen einer vom Menschen unabhängigen und von ihm nicht beeinflußten Natur zu verdanken sind, offenbar selten sind. Naturkatastrophen, Schäden durch natürliche Strahlen, durch Hitze oder Kälte sind ebenso selten wie es die Krankheiten inzwischen geworden sind, welche von Tieren, Bakterien, Viren oder Pflanzen ausgehen. Die große Mehrzahl menschlicher Krankheiten entstammt der menschlichen Wirksamkeit. Insofern also könnte die Medizin eine „anthropologische" Medizin genannt werden, obgleich der Begriff einer „Anthropologischen Medizin" in einem völlig anderen Zusammenhang entwickelt wurde: als eine Anthropologie der Antworten, nicht der Risiken im Prozeß der Krankheit.

9. Eine im physiologischen Sinn „anthropologische" Medizin hat also den Menschen als Verursacher von Krankheit, als Risikofaktor, im Auge. Der Mensch hat die Technik geschaffen, deren Produkte weithin Gefahren enthalten, selbst wenn es sich um medizinische, diagnostische ebenso wie therapeutische Techniken handelt. Der Mensch hat eine Gesellschaft geschaffen, welche in ihren Strukturen auf alle Individuen der Gesellschaft wirkt, und zwar so, daß emotionale Reaktionen in diesen Individuen ausgelöst werden. Der Mensch prägt Verhalten auf vielerlei Art – durch Erziehung und Vorbild, in Elternhaus, Schule und in der sogenannten ‚peer-Gruppe', durch Sitten und Gebräuche und durch Zuschreibung von Rollen und Prestige, wenn bestimmte Verhaltensweisen gefordert oder dargeboten werden. Die enorme Zunahme des Rauchens unter Jugendlichen im letzten Jahrzehnt ist ein gutes Beispiel, ebenso die Schlankheit amerikanischer Frauen, vor vierzig Jahren dominierend und heute fast verschwunden. Diese „Anthropologie" der Krankheit durch Verhalten ist also ein buntes Gemisch gewollter und (meistens) ungewollter sozialer Einflüsse, denen sich der Durchschnittsmensch fast ohne die Fähigkeit zur Distanzierung und Gegenwehr ausgesetzt hat. Dies alles betrifft die „Anthropologie" oder besser: die

„Anthropogenie" der Gesundheitsrisiken, der die psychosozialen Risikofaktoren ihre Entstehung verdanken.

10. Von völlig anderer Art ist eine neurovegetative bzw. individuelle Anthropologie, d. h. eine Lehre möglicher Krankheitsrisiken, bei der die Umwelt nur die Rolle eines nicht besonders dominanten Auslösers spielt, das Individuum also an einer inneren emotionalen Auseinandersetzung mit seiner Umwelt erkrankt, unter Bedingungen, welche von der großen Mehrzahl der anderen Individuen folgenlos ertragen werden. Um ein Beispiel zu nennen: die psychogene Krebsentstehung, der Ausbruch seelisch bedingter Infekte, z. B. der Tuberkulose, oder die wesentlich einfacher zu interpretierenden Phänomene von Rhythmusstörungen des Herzschlags. Der weite Bereich dieser Form von Gesundheitsstörungen hat es mit einigen Mechanismen zu tun, für die wir zwar Namen haben, ohne eine Einsicht in ihre Wirkungsart zu besitzen. Am ehesten verstehen wir das, was mit dem Begriff „Coping" umschrieben wird: der Umgang mit der Behinderung einerseits, dem „Schicksal" andererseits. Der Begriff des ‚Unbewußten' ist schon wesentlich schwieriger. Seine Schwierigkeiten liegen nicht in der Tatsache, daß Unbewußtes existiert. Die weitaus große Mehrzahl aller ins Nervensystem einströmenden Erregungen bleibt unbewußt. Problematisch ist zunächst der Übergang von Unbewußtem zu Bewußtem, dann die Art der Wirkung von Unbewußtem auf den Leib, bei der wir gezwungen sind, eine totale Analogie zu Wirkungen des Bewußtseins anzunehmen. Unverständlich bleiben uns beide, da es keine wissenschaftlichen Modelle seelisch-leiblicher Interaktionen gibt.

11. Die problematischen Phänomene liegen dort, wo eine Theorie des Unbewußten durchdacht wird und man aus dem Resultat des Nachdenkens klinische Konsequenzen ziehen will. Das Problem liegt insbesondere darin, daß sich die fraglichen Phänomene nicht in der bewußten Alltagserfahrung des wachen Menschen vorfinden. Wir nähern uns dem Rätselhaften nur in gelegentlichen Extremsituationen, zum Beispiel bei den subjektiven Phänomenen, welche von Sterbenden berichtet werden, die durch Reanimation wieder ins normale Wachbewußtsein zurückgeholt werden, und in den Stadien der extremen emotionalen Ergriffenheit. Zu letzteren hat Otto in seinem weltbekannten Buch über das Heilige eine Phänomenologie vorgelegt, von der wir Ärzte leider kaum Notiz nehmen, obgleich es eben diese Phasen tiefer religiöser Ergriffenheit sein werden, die uns am ehesten einen Zugang zu der soeben so bezeichneten ‚neurovegetativen Anthropologie' erschließen. Nur der Mensch ist solcher Ergriffenheit fähig. Er dokumentiert das hier Mögliche am klarsten in den Berichten über sogenannte ‚Wunderheilungen', an deren Existenz man vernünftigerweise nicht zweifeln kann und die bis in die säkularen Bereiche der Suggestion und des ‚Placebo' reichen, mit dem großen Mittelbereich des sogenannten ‚spiritual healing'.

12. Der einfachste Zugang zu diesem Bereich seelischer, unbewußter Prozesse wird uns in der Analyse der Träume gegeben, mit allen methodischen Unsicherheiten, welche dieser Analyse anhaften. Selbst wenn wir den Theorien von S. Freud über den Traum nicht überall zustimmen, wird gerade der Physiologe zugeben müssen, daß hier ein sehr eindrucksvolles Material an Tatsachen und Deutungen vorliegt, das wir wesentlich intensiver bearbeiten sollten. Der Traum ist zumindest der erlebbare, erfahrbare Nachweis eines unbewußten Seelenlebens. Was uns an diesen Phänomenen des Unbewußten beeindruckt und wohl auch erschreckt, das ist die Tatsache, in welch entscheidender, existentiell wesentlicher Weise Unbewußtes in unser Leben eingreifen kann. Es ist schon so, daß in dieser Lehre der Mensch von dem hohen Postament, auf das er sich selber gestellt hatte, heruntergestoßen wurde, nach der Entdeckung des Kopernikus und der Darwinschen Deszendenztheorie die dritte Entthronung, welche dem Menschengeschlecht widerfahren ist. Jeder naturwissenschaftlich Vorgebildete wird die Schwierigkeiten einsehen, die jeder Analyse dieser Phänomene im Prinzip begegnen. Doch sprechen gerade diese Schwierigkeiten am ehesten dafür, daß diese Probleme existieren und nicht verleugnet werden dürfen.

13. Die Pathophysiologie dringt freilich mit den Methoden der Psychophysiologie immer tiefer in diese Probleme ein und liefert Korrespondenzmodelle. Ich möchte nur drei von ihnen kurz skizzieren, um diese Forderung zu charakterisieren. Das erste Modell betrifft die Entstehung des Hochdrucks. Folkow und seine Mitarbeiter haben Reaktionen der Intima und Muscularis der Arteriolen beschrieben, welche einen Widerstandshochdruck „existentieller" Natur als Dauerfolge zahlreicher emotionaler Phasen von Hypertonie beschreiben. Das Lumen der Arteriolen verengt sich. Die flüchtigen emotionalen Phasen sind die Folge einer Aktivierung des Sympathicus und der adrenergen Hormondrüsen. – Das zweite Beispiel betrifft die Genese des Infarktes durch einen Auslöservorgang, der in einer Phase der myocardialen Übersäuerung, wieder durch einen sympathisch ausgelösten Coronarkrampf, entsteht. In Anlehnung an Versuche von Schmid-Schönbein habe ich diesen Mechanismus beschrieben (Schaefer). Der Sympathicus ist in beiden Fällen der Mittler zwischen Seele (Emotion) und Soma. – Das dritte Beispiel betrifft die enorme Abhängigkeit des Immunsystems von der emotionalen Situation, wodurch nicht nur seelisch induzierte Infekte, sondern vermutlich auch die psychosomatischen Probleme des Krebses etwas verständlicher werden (Bahnson). Solche Beispiele lassen sich vermehren. Wir sollten freilich unumwunden zugeben, daß die Psychosomatik dieses neurovegetativen Bereichs alles andere als gründlich durchdacht worden ist.

14. Es bleiben riesige Bereiche der klinischen Medizin, deren Psychosomatik noch nicht hat analysiert werden können. Ich nenne nur den rheumatischen Formenkreis, die Psychosomatik der Dermatologie, wo fast nichts geklärt ist, aber Neurodermitis, Ekzem, Psoriasis offenkundig psychosomatische Probleme hoher Wertigkeit liefern. Nicht viel anders steht es mit den Ulcera, der Colitis, dem Asthma.

15. Im Bereich des Unerklärbaren fühlt sich nun leider eine allzu leichtfertige spekulative Psychosomatik zu Hause, welche sich mit oberflächlichen Analog-Deutungen zufrieden gibt, zum Beispiel der These (die S. Freud meines Wissens in die Welt gesetzt hat), daß körperliche Symptome „Bedeutungen" haben. Bei den der Willkürhandlung unterstehenden hysterischen Reaktionen ist diese Hypothese der „Konversion", der Umwandlung seelisch-emotionaler Bedrängnisse, in Symptome unwillkürlicher, aber der Willkür nahestehender Form noch verständlich zu machen. Wir dürfen aber nicht übersehen, daß im Bereich der vegetativen Sphäre diese Analog-Modelle versagen.

16. Einen letzten Gedanken möchte ich als Physiologe aussprechen, der meines Wissens nirgends in der Psychosomatik durchdacht worden ist: Das pathogenetische Prinzip läßt sich umkehren in das Prinzip der psychosomatischen Heilung. Die Probleme sind in beiden Richtungen in wissenschaftstheoretischer Hinsicht die gleichen. Gerade hier ist eine theologische Betrachtung legitim. Nirgends so stark wie im Bereich des religiösen Glaubens können emotionale Wirkungen höchster Wirksamkeit hervorgerufen werden. Wenn wir diesen Gedanken aufgreifen, wächst der Psychosomatik eine neue Dimension der Therapie zu. Vermutlich hat uns S. Freud zu sehr auf den therapeutischen Weg der Analyse, also auf die Bewußtmachung, und damit letztlich die Rationalität, verwiesen. Der emotionale Weg der Therapie könnte aber weit mächtiger sein. Gerade hier gehen uns Coué und die Geistheiler voraus. Wir sollten deren mystische Praxen zu rationalisieren versuchen.

17. Wolfgang Jacob hat solche Wege beschritten. Er hat uns zum Beispiel gelehrt, welche therapeutischen Dimensionen in der Kunst liegen. Man müßte mit diesem Stichwort einen neuen Kongreß beginnen. Aber alles ist endlich, begrenzt und daher unvollkommen. In diesem Bewußtsein schließen wir. Der Dank an den Jubilar ist in der Idee eingeschlossen, daß er das Unwegsame wegsamer machte, das Unbekannte bekannter machte und das Unvernünftige vernünftiger machte. Dafür danken wir ihm alle in Freundschaft und Zuneigung.

Literatur

Die sehr verzweigte Literatur zum Thema kann hier nicht zitiert werden. Der Vortrag ist eine kurze Zusammenfassung von Gedanken, welche in dem Buch „Das Prinzip Psychosomatik" niedergelegt sind (Med. Verlag Fischer, Heidelberg 1990). Nachstehend nur die im Text zitierten Arbeiten.

Bahnson C. B.: Das Krebsproblem in psychosomatischer Dimension. In: v. Uexküll, Th. (Hrsg.): Psychosomatische Medizin. Urban & Schwarzenberg, München, Wien, Baltimore, 3. Aufl., 889–909, 1986.
Coué E.: Die Selbstbemeisterung durch bewußte Autosuggestion. Schwabe, Basel, Stuttgart 1975.
Folkow B., Hallbäck M., Lundgren Y., Sivertsson R., Weiss L.: Importance of adaptive changes in vascular design for establishment of primary hypertension. Circulation Res. 32/33, Suppl. I, 3–13 (1973).
Haldane J. S.: The philosophical basis of biology. London 1931.
Otto R.: Das Heilige. München 1936.
Schaefer H.: Die Hämorheologie als Brücke zwischen Physiologie und Klinik. Verh. dtsch. Ges. inn. Med. 87, 1357–1359 (1982)

Zum Konzept einer eigenen leidenden Welt bei Friedrich von Hardenberg

HEINRICH SCHIPPERGES

Einstimmung

Der Mensch in seiner Eigenwelt ist immer schon das tragende Thema einer Philosophie und Anthropologie gewesen; es wurde nicht von ungefähr der Kern und Keim aller Sinnsuche für die individuelle Existenz des Menschen. Es konnte nicht ausbleiben, daß anthropologische Grundfragen um das einmalige Entstehen eines Individuums und sein gesetzmäßig befristetes Dasein auch die Unruhe kritisch reflektierender Ärzte wachgerufen hat und in der modernen Medizin das besondere Interesse einer Theoretischen Pathologie.

„Daß der Mensch in seiner Vorstellung das Ich haben kann (schreibt Kant in seiner „Anthropologie"), erhebt ihn unendlich über alle andere auf Erden lebende Wesen. Dadurch ist er eine „Person". Als Personen werden vernünftige Wesen bezeichnet, „weil ihre Natur sie schon als Zwecke an sich selbst, d. i. als etwas, das nicht bloß als Mittel gebraucht werden darf, auszeichnet". Ein solches Wesen aber hat Würde. Und noch einmal Kant (in der „Grundlegung zur Metaphysik der Sitten" – 1785): „Im Reich der Zwecke hat alles entweder einen Preis oder eine Würde. Was einen Preis hat, an dessen Stelle kann auch etwas anderes, als Äquivalent, gesetzt werden; was dagegen über allen Preis erhaben ist, mithin kein Äquivalent verstattet, das hat eine Würde".

Mit der Aufklärung – um Kant – setzte ein sich steigernder Reflexionsprozeß ein, der die Eigenwelt des Menschen systematischer zu umfassen versuchte, der dabei aber auch die kritischen Phasen der Existenz genauer zu fassen vermochte und auf prinzipielle Phänomene um Kranksein und Krankheit geführt hat. Aus der Zeit der reifen Aufklärung greifen wir ein Konzept heraus, das in ganz besonderer Weise um die Eigenwelt kreist: das Konzept des Dichterphilosophen Friedrich von Hardenberg. Was Hardenberg, der sich später Novalis nannte, versucht, ist nichts Geringeres als eine „pathologische Erklärung des menschlichen Zustandes", ein Erklärungsversuch, der nur möglich scheint, wenn wir die ganze Welt – „unsre Welt – unsre Konstitution – unsre Stimmung" (III, 474)[1] – in die Untersuchung einbeziehen.

Mit dieser „Stimmung" aber befinden wir uns bereits mitten in unserer einführenden „Einstimmung", die uns nun unsere Eigenwelt genauer betrachten läßt. Die

---

[1] Zitiert wird mit römischer Bandzahl und arabischer Seitenzahl nach: Novalis, Schriften. Die Werke Friedrich von Hardenbergs. Hrsg. Paul Kluckhohn und Richard Samuel. Bde. I–IV. Stuttgart 1960–1975.

meisten Menschen, meint Novalis (II, 579), wissen selbst nicht, „wie interessant sie wirklich sind". Eine echte Darstellung ihrer selbst würde sie „in das höchste Erstaunen" setzen und ihnen „in sich selbst eine durchaus neue Welt entdecken helfen". Und so schläft ja auch „der größeste Teil unsers Körpers, unsrer Menschheitswelt", auch heute noch einen „tiefen Schlummer" (III, 126).

Im Lichte der wachen eigenen Welt erst wird uns dann auch die Krankheit zu einem existentiellen Problem, erscheint Krank-Sein als ein genuin geistiges Ereignis. Auch das Kranksein will – wie alle anderen Phänomene dieser Welt – als „ein in Geheimniszustand erhobenes Inneres" gesehen werden. Es will durchaus symbolisch behandelt sein, als jener elementare Erhaltungs- und Bildungsprozeß, der unser ganzes gewöhnliches Leben – mit Essen, Trinken, Schlafen, Zeugen – charakterisiert und transzendiert. „Das System der Moral muß System der Natur werden", stellt Novalis fest, um daraus zu folgern: „Unsere Krankheiten sind alle Phänomene erhöhter Sensibilität, die in höhere Kräfte übergehn will" (III, 662).

Kranksein läßt unsere existentielle Situation besonders eklatant hervortreten, wie in einem Brennglas schmerzhaft deutlich werden. Denn der Mensch ist kein autonomes Wesen; er kann sich nur pathisch verwirklichen. Individuation ereignet sich immer an einem anderen und jeweils im sympathetischen Konnex. Im Mittelpunkt von Hardenbergs „Philosophie der Medizin" steht daher nicht die Krankheit, überhaupt kein Objekt als zu erklärender Gegen-stand, sondern das leidende Ich als ein Gegen-über, das kranke Subjekt eben in seiner Betroffenheit und seinem je spezifischen Hilfesuchverhalten.

Das Bewußtsein von einer solchen Eigen-Welt verweist den Menschen immer wieder auf die Erfahrungen eines pathischen Erlebens, auf Erlebnisse und Erfahrungen, die ihn wiederum wie nichts anderes dazu anhalten, an der äußeren Natur einen Halt zu suchen, eine Gemeinsamkeit mit Mitmenschen zu finden und damit Mitleiden, Beistand und Beratung, um schließlich den leidenden Zustand zu transzendieren auf Heilung und Heil.

Wir haben bei unserer knappen Übersicht und Auswahl – vor allem aus den Studien der Jahre 1798 und 1799 – zu berücksichtigen, daß alle Notizen Hardenbergs aus der Werkstatt zu eigenem Gebrauch oder zu weiterer Verwendung gedacht waren, daß sie alle aber auch in einem erstaunlich geschlossenen geistigen Zusammenhang stehen, den wir bei der Interpretation stets mitzuberücksichtigen haben. Nur in diesem Sinne benutzen wir im folgenden diese erstaunliche Materialsammlung, als einen Impuls für unsere Theoretische Pathologie, ohne dabei etwas Systematisches erwarten oder rekonstruieren zu wollen.

Ausgehend von der Natur als Lehrmeisterin auch unserer eigenen, leidenden Welt wagen wir uns an eine Phänomenologie der pathischen Existenz, in der jeder Mensch seine eigenen Krankheiten hat –, ein höchst originelles Konzept der Theoretischen Pathologie, aus der dann abschließend einige Folgerungen für die Therapeutik zu ziehen sein werden.

Natur als Lehrmeisterin

Was der Mensch in seiner Eigenwelt zunächst einmal zu klären hätte, ist sein Verhältnis zur Natur: zur Natur da draußen wie zur naturhaften Konstitution seines leibhaften Organismus. Die Lehre von der Natur des Lebens hat bei Novalis einen elementaren, fast könnte man sagen „pythagoreischen" Charakter, etwas Musikalisches, wie es in der Sphärenharmonie der Schule des Pythagoras noch heimisch war, in der „musica mundana", und von daher auch im Menschen und seiner „musica humana". Das Streben nach einfachen, den natürlichen und elementaren, nach „gesunden" Verhältnissen ist immer auch ein Streben nach „musikalischen Verhältnissen". Und so scheinen ihm denn auch die musikalischen Verhältnisse „recht eigentlich die Grundverhältnisse der Natur zu sein".

Die Anthropologie als Wesenslehre vom Menschen fragt daher nicht nur nach dem Sinn der menschlichen Existenz, sondern immer auch nach dem Sinn von Welt im ganzen, nach einem Grundton und Einklang, der uns heute nicht mehr evident ist, der uns verlorenging, weil wir die Signatur dieser Welt, die heilige Hieroglyphe der Dinge, nicht mehr zu lesen, nicht mehr zu hören in der Lage sind. Wir müssen alles nachbuchstabieren, ausdeuten, aus dem Kontext interpretieren, verdolmetschen. „Der Sinn der Welt ist verlorengegangen. Wir sind beim Buchstaben stehengeblieben. Die Zeit ist nicht mehr, wo der Geist Gottes verständlich war".

Dennoch treffen in jedem einzelnen Menschen – und das macht das Charakteristikum seiner Eigenwelt aus – immer wieder von neuem und ganz natürlich das Innen und das Außen einer Welt zusammen. Sind wir doch „zugleich in und außer der Natur" (III, 252). Dieses Zusammentreffen macht ja im Grunde das Eigene unserer Existenz aus, eine eigenständige, unverwechselbare, nie wiederholbare Welt. Beide Aspekte wollen in Einklang kommen. Durch Harmonisierung mit der Natur, dieser „fürchterlich verschlingenden Macht", wird der Mensch „einiger" mit sich selbst, um in einer solchen Einigung zur Wirksamkeit zu kommen, kreativ zu werden. Denn die Natur ist dem Menschen „der treue Abdruck ihrer selbst".

Diese lebendige, immer bewußter werdende Eigenwelt des Menschen ist für Novalis stets „ein ganz ungeheures und noch ganz unbearbeitetes Feld" gewesen. Was er auf diesem Felde suchte, war eine allgemein verbindliche „Lehre von den Graden des Lebens", von seinen mannigfachen Funktionen, seinen Bewegungen und Übergängen wie auch den Ursachen ihrer Übergänge. Was ihm letztlich vorschwebte, war eine „Philosophie der Humoral-Pathologie" (III, 267).

Hinter diesem Entwurf steckt nicht mehr und nicht weniger als das System einer „Allgemeinen Pathologie und Therapie", das alle Übergänge beschreiben möchte von der Physiologie über die Pathologie zur Therapeutik. „Indem wir einsehen, wie die Natur verfährt, indem wir die Gesetze dieser Phänomene erfahren, lernen wir wie die Natur verfahren und uns dieser Gesetze zu unsern Privatzwecken bedienen" (III, 325).

Besonders überrascht zeigt sich Friedrich von Hardenberg von dem Sachverhalt, daß innerhalb der existentiellen Palette „das Innre des Menschen bisher nur so dürftig betrachtet und so geistlos behandelt worden ist". Diese Eigenwelt zu erfahren und zu erforschen, das wäre im Grunde die Aufgabe der Psychologie. Aber diese „sogenannte Psychologie" – so fährt er unmutig fort – gehört lediglich „zu den Larven, die die Stelle im Heiligtum eingenommen haben, wo echte Götterbilder stehn sollten!" (III, 574). Von der Psychologie hat man denn auch am wenigsten einen Beitrag zu unserem Sonderthema einer Theoretischen Pathologie zu erwarten.

Was alles bliebe auf diesem unbearbeiteten Feld nicht noch zu tun! „Wie wenig hat man noch die Physik für das Gemüt und das Gemüt für die Außenwelt benützt. Verstand, Phantasie, Vernunft –, das sind die dürftigen Fachwerke des Universums in uns. Von ihren wunderbaren Vermischungen, Gestaltungen, Übergängen kein Wort! Keinem fiel es ein, noch neue, ungenannte Kräfte aufzusuchen, ihren geselligen Verhältnissen nachzuspüren. Wer weiß, welche wunderbaren Vereinigungen, welche wunderbare Generation uns noch im Innern bevorstehn" (III, 574).

„Im Innern ist ein Universum auch", wie Goethe wußte, und dies im gleichen Sinne, wie Novalis nun die „Fachwerke des Universums in uns" zu entdecken wünschte. Diese Forschungsunternehmen kann freilich nicht Aufgabe der Wissenschaft allein sein. Denn der Mensch ist nicht allein zur Wissenschaft bestimmt: „Der Mensch muß *Mensch* sein" (III, 601).

Als die „fruchtbarste aller Indikationen" erscheint Novalis daher „diejenige Lehre, die uns beim Studium der Natur auf uns selbst, auf innre Beobachtung und Versuch, und beim Studium unsrer Selbst auf die Außenwelt, auf äußre Beobachtungen und Versuche verweist" (III, 429). Beide Naturen korrespondieren: Echte Anthropologie ist immer auch Kosmologie, eine Lehre vom Wesen der Welt, zu der dann natürlich auch alles das mit dazugehört, was uns heute erst langsam wieder aufdämmert: die Umwelt, die Mitwelt, die Arbeitswelt, die Erlebniswelten. Das alles verbindende, synthetisierende Bewußtsein aber hat allein der Mensch; er ist *das* Organ für die Welt.

Alle Phänomene des gesunden wie kranken Lebens, sie müssen daher zu Kernstücken einer „Philosophie des Lebens" werden, und mehr noch: Sie geben uns erst die Möglichkeit, die Lebens-Ordnung theoretisch zu lehren und die Lebens-Kunst praktisch zu üben. Auch Krankwerden und Gesundsein sind letztlich nichts anderes als „Bruchstücke des fortlaufenden Selbstgesprächs" in uns selber; sie dienen jenem Ideal des Philosophierens, das „Denken, Handeln und Beobachten" zugleich ist, als die so großartige „Fertigkeit, sich mit sich selbst zu besprechen", in seiner Eigenwelt zu Hause zu sein.

Jetzt erst beginnen wir diesen so schlichten Gedankengang zu verstehen, der uns zu einem therapeutischen Leitfaden werden könnte, und der ganz einfach lautet: „Lehrjahre im vorzüglichen Sinn sind die Lehrjahre der Kunst zu leben. Durch planmäßig geordnete Versuche lernt man ihre Grundsätze kennen und erhält die Fertigkeit, nach ihnen beliebig zu verfahren". Es ist dabei immer und überall der „Umgang mit der Natur", der das Leben in Einklang bringt und der auch alles menschliche Leben geselliger macht. „Die Natur will nicht der ausschließliche Besitz eines einzigen sein". Wird die Natur als Eigentum, von wem auch immer, betrachtet, so verwandelt sie sich in ein böses Gift; im Gefolge eines verfehlten Umgangs mit der Natur wachsen und wuchern denn auch „unendliche Sorgen und wilde Leidenschaften".

Vom verfehlten Umgang mit der Natur aber weiß in erster Linie die Pathologie zu berichten. Vom Begriff des Lebens, der Physiologie, aus begreift der Arzt den Sinn der Natur mit ihrem Werden und Verfallen. Er lernt nicht nur die Grade des Verfallens kennen, sondern auch „die Grade des Lebens", und er lernt, von diesem Leben einen „regulativen Gebrauch" zu machen. Mit den unendlich vielfältigen Farben und Tönen der Dinge da draußen beginnen wir die ihnen innewaltenden Kräfte zu erahnen und damit die so ungemein konkrete, immer neu zu entdeckende Wirklichkeit der eigenen Welt.

In dieser konkreten Wirklichkeit erscheint uns der Mensch gleichsam aufgeschlüsselt in „gewisse Zonen des Körpers": Sein Leib ist die nächste Zone samt allem, was ihn umgibt; die zweite Schicht wäre die Stadt, eine dritte die Provinz – und so „gehts fort bis zur Sonne und ihrem System". Die „innigste Zone" aber ist „gleichsam das Ich", die eigene Welt, und diesem Ich steht dann in der „höchsten Reflexion" die ganze Welt entgegen (III, 370). Denn: „Das wunderbarste, das ewige Phänomen ist das eigene Dasein" (II, 382). Und so ist denn auch „der Mensch sich selbst" das größte Geheimnis, ein Mysterium, dessen Aufklärung die „unendliche Aufgabe" der gesamten Weltgeschichte wäre (II, 362).

Zur Phänomenologie der pathischen Existenz

Mit dem Leitbild der Natur sind wir nicht nur in das Zentrum der Eigenwelt verwiesen, sondern zugleich und unmittelbar auch in deren pathischen Kern und Keim: die Vergänglichkeit in einer befristeten Zeit. Die irdische Zeit des Menschen besitzt nach Novalis eine ganz „sonderbare Lebensflamme", die aus sich heraus befristet brennt und zur Reife glüht. „Die Zeit macht auch alles, wie sie auch alles zerstört – bindet – trennt" (III, 259). Binden und Trennen, Wachsen und Vergehen können nur in ihrer temporalen Vergänglichkeit verstanden werden. „Vergänglichkeit, Gebrechlichkeit ist der Charakter der mit Geist verbundenen Natur. Er zeugt von der Tätigkeit und Universalität, von der erhabnen Personalität des Geistes" (III, 658).

In der gleichen Art und Weise aber, wie unser körperliches Leben ein stetes „Verbrennen" ist, könnte nun auch unser geistiges Leben als eine „Combustion" aufgefaßt werden. Und in der gleichen Weise, wie alle Natur individualisiert, moralisiert, vergeistigt und poetisiert sein will, muß nun auch das „System der Moral" wiederum zum „System der Natur" werden. Ein System transzendiert sich ins andere zu höherer Synthesis. Und so sind auch alle unsere Krankheiten nur „Phänomene erhöhter Sensibilität, die in höhere Kräfte übergehen will" (III, 662). Daraus ergibt sich für Novalis von selbst die Frage: „Könnte Krankheit nicht ein Mittel höherer Synthesis sein?" (III, 389).

Mit dieser pathischen Existenz ist nunmehr ein unermeßliches Beobachtungsfeld des gesunden wie kranken Menschen vorgezeichnet, ein Feld, das Novalis als „Medizinische Symptomatik" bezeichnet hat, ein eminent wichtiges Forschungsgebiet, aus dem immer neues Licht auch auf eine Theoretische Pathologie fällt. „Man beobachte nur fleißig und mit reduzierendem Nachdenken die äußern Veränderungen bei innern Veränderungen und umgekehrt, und ich bin gewiß, man wird auf echte, stete Relationsverhältnisse und Gesetze stoßen" (III, 141).

Eine „Medizinische Symptomatik" diesen Ranges wird vor allem dann rasche Fortschritte machen, „wenn man erst geläuterte Kenntnisse des Lebensprozesses – der Form- und Stoffveränderungen im tierischen gesunden und kranken Körper – haben wird. An einzelnen Beobachtungen fehlts nicht". Was diese Beobachtungen ins System heben könnte, wäre etwa die Heranziehung einer „chymischen Symptomatik", wie wir sie dank der Verbesserungen einer chemischen Theorie kennen; heranzuziehen wären weiter die „physikalischen Zeichenlehren" und darüber hinaus eine „Zeichenlehre der äußern Kennzeichen", eine phänomenologische Signaturenlehre oder Physiognostik, kurzum: eine „vollständige physikalische Phänomenologie" (III, 141).

Aus der Phänomenologie des pathischen Betroffenseins heraus und mit den Mitteln einer Medizinischen Symptomatik entwirft Novalis das Konzept einer Pathologie, das letztlich nur aus der „eigenen, leidenden Welt" zu erklären sein wird. Seinen eigenen dramatischen Lebensweg und Bildungsgang – unterbrochen durch ein ständiges Kranksein und gekennzeichnet durch den frühen Tod – hat Novalis immer nur auffassen wollen als „Lehrjahre der höheren Lebenskunst". Seine Krankheit vor allem zwang ihn dazu, in Tagebüchern und Fragmenten unermüdlich „Noten an den Rand des Lebens" zu schreiben. Und so finden wir denn auch allenthalben Notizen zu einer Kultur des Alltags mit seinen so elementaren Bedürfnissen des Essens und Trinkens, des Schlafens und des Beischlafs, des Stoffwechsels und der Affekte. Dabei sind es gerade die so verschiedenen „Arten des Krankmachens", die Risikofaktoren also, die wiederum auch ein Licht werfen auf „die Arten des Belebens und Lebens, und der Gesundmachung", auf die Reparations-faktoren und die Restitutionsfaktoren.

Die eminente Betonung der Eigenwelt, ihr Eingebundensein in die Natur wie auch das pathische Verhaftetsein einer befristeten Existenz lassen nun deutlicher werden, daß und warum jeder Mensch seine „eigene Krankheit" hat. Der Mensch ist eben – auch und gerade unter pathologischem Betracht – ein Knotenpunkt, „in dem unendlich verschieden laufende Fäden sich kreuzen" (III, 360). Krankheit gehört einfach zur „Individualisierung" (III, 681). Was Novalis entwerfen will, ist die „Philosophie jeder einzelnen Krankheit" (III, 274). Ein solcher Entwurf ist aber nur auszuführen, wenn das „kritische Studium jeder Krankheit" (III, 353) berücksichtigt wird.

Was bei diesem kritischen Studium gesucht wird, ist der „Einfluß des individuel-len Charakters" auf den Organismus; was erklärt werden soll, ist die „Entstehung spezieller Krankheiten" (III, 351). Denn jeder Mensch hat „eigene Krankheiten – eigene Gänge, Erscheinungen und Komplikationen der Krankheiten" (III, 327). Jede Krankheit setzt daher auch ihre unverwechselbare Spur in die Eigenwelt, unser biographisches Szenarium. Selbst die „empfindsamen Romane" seiner Epoche möchte Novalis daher als ein heuristisches Modell mit „ins medizinische Fach" nehmen und zu den Krankheitsgeschichten zählen (III, 563) –: als unerreichbare Muster jeder wahren Biographie und wahrhaften Pathographie.

Weil die meisten Krankheiten so individuell sind „wie der Mensch oder eine Blume oder ein Tier", ist ihre Vergleichung so interessant. Man müsse daher diese Verwandtschaften und auch Feindschaften samt ihrer Wohnsitze kennenlernen, „um sie durch einander selbst zerstören zu lassen" (III, 615). Daher fordert Novalis eine neuartige „spezielle historische Pathologie" (III, 351) und ein besonders kritisches Studium jedes einzelnen Kranken. Beim Studium einer solchen Pathographie erst wird man das anthropologische Moment im Kranksein gewahren.

Die Krankheit erst verleiht dem Menschen eine Empfindsamkeit für wirkliches Selbsterleben und für die Selbstverwirklichung. Aus der biologischen Sonderstellung des Menschen in der Welt erwächst aber auch seine genuine Anlage zur Transzen-denz. Denn: „Je hilfloser, desto empfänglicher für Moral und Religion" (III, 667). Es käme demnach alles darauf an, „ob wir etwas in die innere Sphäre unsrer freien Tätigkeit aufnehmen … Selbst das größte Unglück muß aufgenommen werden in diese Sphäre, wenn es uns eigentlich affizieren soll – sonst bleibt es uns fremd und außer uns" – wird kein Element unserer Eigenwelt.

Krankheit erscheint unter diesem Aspekt als „ein wunderbares Produkt des Lebens", als eine positive Position innerhalb des Organismus, und eben nicht als ein durch quantitative Veränderungen von außen einwirkender kausaler Reiz. Krankheiten erscheinen dabei lediglich als Entzweiungen der Organe, als Dissonanzen in einem biologischen Wechselspiel. Novalis will das ganze Leben in seiner konkreten Leiblichkeit von diesem dialogischen Prinzip aus durchdacht und durchleuchtet wissen. Alles Leben ist geprägt vom Geist. Leben selbst ist „eine Krankheit des Geistes" – oder (so Novalis) „ein leidenschaftliches Tun" (III, 659).

Folgerungen für die Therapeutik

War für Friedrich von Hardenberg die Physiologie nichts als die „Philosophie des menschlichen Körpers" und die Pathologie letzten Endes nur die „Philosophie einer jeden einzelnen Krankheit", so lassen sich nun auch für die Therapeutik gleichermaßen philosophische Prinzipien und ethische Kriterien erwarten.

In einer solchen „Philosophie der Medizin" wird der Arzt zunächst einmal ganz im Sinne der antiken Naturphilosophie als der „physicus" verstanden, der um den Logos von Physis weiß, um mit diesem Wissen die Not zu wenden. Auf der Spur der leibhaftigen Dinge hat er den „heiligen Weg der Physik" auszuschreiten, so wie dies Goethe, der „erste Physiker" seiner Zeit, auf seinem Gebiet vermocht hatte, weshalb Goethe denn auch als der „Liturg dieser Physik" gepriesen wird.

Als der Fachmann für die so labile Natur des Menschen wird der Arzt daher – ganz im Sinne der Hippokratiker – als der Steuermann angesehen, als ein „kybernetes", der unsere so labile wie plastische Leiblichkeit ständig zu mobilisieren und zu modifizieren vermag. „Durch Modifikation meines Körpers modifiziere ich mir meine Welt" (III, 16). Und so soll nun auch der Arzt – über den krankgewordenen Leib – auf die Welt im ganzen, und nicht nur willkürlich auf einzelne Teile wirken.

Damit wird der Arzt – von Berufs wegen vertraut mit den gestörten Wirtschaftsverhältnissen im menschlichen Haushalt – zum Ökonomen. Er weiß um den labilen Pendelschlag und kennt die disproportionierte Bilanz. Er benützt alle Verbindungen und Trennungen im Organismus, alle Mischungen und Temperamente, um über die „konsonierte" Gesundheit aus der „rohen" eine „gebildete Gesundheit" zu machen. Der Arzt als der Ökonom labiler Verhältnisse wird damit zum Modell für weitere Berufe: für den Pädagogen und Seelsorger, für den Politiker und nicht zuletzt für den Poeten, der alles leibliche Geschehen aus dem Irdischen ins Geistige übersetzt und so zu einem „transzendentalen Arzt" wird.

Aus seinem Wissen um eine „gemeine" und eine „höhere" Medizin kommt Novalis zu einer prinzipiellen Unterscheidung von zwei Arzttypen, die er charakterisiert mit dem „empirischen" und dem „genialischen" Arzt. Was zunächst den empirischen Arzt angeht, so vermag dieser – mit dem „Blick des alten Arztes" – mit den Erfahrungen der Jahrhunderte umzugehen, indem er völlig verschiedene Heilmethoden verbindet, verstärkt, erweitert, um sie letztlich „ohne Ziel" auszubilden und anzuwenden. Alle „glücklichen Kuren" seien bisher auf diese Art und Weise vor sich gegangen: „zufällig, unwissend, inkonsequent und instinktartig", eben rein empirisch.

Dies ist die traditionelle, rein empirisch verfahrende Heilkunst, die sich mit der „restitutio ad integrum" begnügt, der mechanischen Wiederherstellung der Gesundheit zu beliebigem Gebrauch. Dies ist eine biedere, eine solide Medizin, die Novalis keineswegs verachtet: Die Ärzte häuften sicherlich auf ihre Weise „eine unzählige Menge individueller Erfahrungen", aber sie vergaßen dabei, nun auch „systematischen Fleiß auf die gesammelten Erfahrungen" zu verwenden; sie versäumten, „ihren Geist auszuziehen", zu „extrahieren", von ihrem Material systematischen Gebrauch zu machen. „Das Individualisieren verschlang das Systematisieren, und indem sich der Blick des alten Arztes in diese Unzahl von Tatsachen verlor, endigte er mit einem Gemeinsatz des schädlichen trivialen Skeptizismus, des Zweifels an der Kraft des Menschen und der demütigen Anerkenntnis einer despotischen, unergründlichen, unzählbaren Natur" (III, 331).

Diesem therapeutischen Konzept gegenüber erscheint nun die Vision einer Heilkunde und Heilkultur, die aus der Eigenwelt des kranken Menschen heraus aufs Ganze geht, den Sinn von Leid sucht und des ganzen Menschen Heilung und Heil erstrebt. Nur von diesem Motiv aus versteht sich die energische Forderung, die uns immer entschiedener begegnen wird: „Die Medizin muß noch ganz anders werden". Sie wird ganz anders sein, wenn erst das revolutionäre Instrumentarium erkannt sein wird, das prinzipiell jeder Heilkunde innewohnt.

Damit ist der neue Weg und auch eine ganz neue Weisung für den „genialischen Arzt" gegeben, der dem „empirischen" konträr gegenübersteht. Der neue Arzt wird geprägt von den Zielsetzungen einer „höheren Medizin" und ist gerichtet auf eine „restitutio ad integritatem". Er beobachtet sowohl die Krankheiten als auch die Heilmittel. Der genialische Arzt wird dabei „mit jedem Schritt mehr Herr der Krankheit und des Mittels – und ist die wohltätige Macht, die die äußern Reize kunstvoll zu einem glücklichen Feinde der Krankheit organisiert" –, und dies „sowohl in Beziehung auf harmonische Zusammenwirkung oder Gliederung" als auch in bezug „auf Dosis (quantitativ) und Grad (qualitativ) und auf Sukzession (Rhythmus)" (III, 331).

Zur Qualität und Quantität der Heilmethoden tritt somit eine weitere Kategorie, die der Arzt eigentlich immer schon berücksichtigt hat, und die er mit der Lehre von der Krise und den kritischen Tagen zu beherrschen suchte. Novalis erfaßt diese Kategorie unter dem Begriff „Rhythmus". Unter den Gesetzlichkeiten des Rhythmus kann alles Lebensmittel werden und ersteht die „Kunst, aus allem Leben zu ziehn". Denn alles zu beleben, ist für den genialischen Arzt auch der Zweck des Lebens (III, 560).

Nach diesem Konzept baut die uns vorgegebene „Lebensnaturlehre" über die „Lebenskunstlehre" eine „Lebensordnungslehre" auf, die Novalis auch die „Kunst der Konstitutionsbildung" nennt. Während nämlich die empirische Heilkunst nur die „Vorschriften zur Erhaltung und Restauration" des Lebens enthält, betreibt der Arzt – als „Künstler der Unsterblichkeit" – die eigentliche, die „höhere" Medizin. Er betreibt seine Medizin als „höhere Kunst", als „die synthetische Kunst".

Diesem Anspruch gegenüber kann „die gemeine Medizin" nicht mehr als bloßes „Handwerk" sein. „Sie hat nur das Nützliche im Sinn". Die höhere Medizin indes intendiert den humanen Bildungsprozeß im ganzen. „Jede Krankheit, jede Verletzung sollte benutzt werden zu jenem großen Zwecke".

Unter dem Aspekt einer solchen „Philosophie der Medizin" kann Friedrich von Hardenberg dann auch sehr souverän die Maxime aufstellen: „Je mehr die Heilkunde Elementarwissenschaft jedes Menschen werden, je größere Fortschritte die gesamte Physik machen und die Heilkunde sie benutzen wird …, desto leichter wird jener Druck, desto freier die Brust des Menschengeschlechts werden". Daraus der lapidare Schluß: „Jetzt suche jeder einzelne zur beschleunigenden Annäherung dieser glücklichen Zeit das Übel an der Wurzel anzugreifen, er studiere Medizin und beobachte und forsche – und erwarte mehr gründlichen Nutzen von der Aufklärung seines Kopfs als von allen Tropfen und Extrakten" (III, 474).

Zusammenfassung und Ausblick

Wir sind einigen wenigen Leitbildern im Schrifttum des Novalis nachgegangen, um die Eigenwelt des kranken Menschen näher zu kennzeichnen, seine Anlage, seine Krisen und seine Bestimmung. Mit der gleichen Leidenschaft wie Paracelsus wollte auch Novalis das Wissen um den Menschen als ein universelles Gespräch im Umgang mit Natur wie Kultur verstehen, wobei die Medizin zur Universal- und Elementarwissenschaft eines jeden gebildeten Menschen werden sollte.

Die Menschen, schreibt Novalis, „werden künftig in medizinischer Hinsicht mehr zusammenhalten müssen". Sie werden sich ihrer Eigenwelt bewußt werden, um dabei zu lernen, das unerschöpfliche Brachland ihrer leibhaftigen Existenz zu kultivieren. „Das Studium der Medizin wird Pflicht und Not"!

Aus diesem programmatischen Ansatz heraus entfaltet Novalis eine grandiose Kategorientafel mit einer Hierarchie von Lebenswerten, die von der „rohen Gesundheit" über die „konsonierte Gesundheit" bis zu einer „gebildeten Gesundheit" reichen. Bei diesem Programm ist letztlich jeder sein eigener Arzt. „Der allgemeinen Forderung der Vernunft zufolge sollten auch alle Menschen Ärzte, Dichter und so fort sein". Wir sind nun einmal die Bildner unseres Lebens, die Dichter und Fortdichter unseres Daseins.

Die Medizin ist nur das Medium, aber auch der kreative Mittler einer umfassenden Heilkultur, in der Idee und Programm gemeinsam zum Ausdruck kommen. Die Heilkunde ist in ihrer Theorie konkrete Philosophie und als Praxis angewandte Anthropologie. Heilkunst und Lebenskunde werden zur Elementarwissenschaft eines jeden gebildeten Menschen.

Unter dem Leitbild einer solchen immer bewußter erlebten Eigenwelt des Menschen sieht Novalis den Anfang jener „wahrhaftigen Selbstdurchdringung des Geistes" (II, 526) in Szene gesetzt und in Gang gebracht, eine Selbstverwirklichung auch, von der er überzeugt ist, daß sie „nie endigt".

Literaturhinweise

Anders, K.: Novalis als Philosoph der Medizin. Die Waage 8 (1969) 34–36.
Fischer, H.: Die Krankheitsauffassung Friedrich von Hardenbergs (Novalis). In: Arzt und Humanismus. Zürich 1962, S. 248–271.
Grieshaber, A.: Natur, Mensch und Krankheit bei Novalis. Med. Diss. Heidelberg 1983.

Hegener, J.: Die Poetisierung der Wissenschaften bei Novalis. Bonn 1975.

Hirschfeld, E.: Romantische Medizin. Zu einer künftigen Geschichte der naturphilosophischen Ära. Kyklos 3 (1930) 1–89.

Neubauer, J.: Bifocal Vision. Novalis' Philosophy of Nature and Disease. Chapel Hill 1971.

Schipperges, H.: Krankheit als geistiges Phänomen bei Novalis. Der Horizont 8 (1965) 116–130.

–: Krankwerden und Gesundheit bei Novalis. In: Romantik in Deutschland. Hrsg.: R. Brinkmann. Stuttgart 1978, S. 226–224.

Sohni, H.: Die Medizin der Frühromantik. Novalis' Bedeutung für den Versuch einer Umwertung der „Romantischen Medizin". Freiburg 1973.

Tscheng-Dsche F.: Die Analogie von Natur und Geist als Stilprinzip in Novalis' Dichtung. Phil. Diss. Heidelberg 1935.

Wagner, L. E.: The Scientific Interest of Friedrich von Hardenberg (Novalis). Ann Arbor 1937.

Wasmuth, E.: Novalis' Beitrag zu einer „Physik in einem höheren Stile". Schweiz. Rundschau (N. F.) 18 (1950) 531–546.

Die Welt des Kranken

WOLFGANG JACOB

I. Vorbemerkung

Die ‚Welt des Kranken' birgt als Titel einen doppelten Sinn; zum einen handelt es sich um die Welt des erkrankten Menschen, zum anderen um das Kranke oder die Krankheit als eine eigene, von dem Gesunden geschiedene Welt. So konnte es kommen, daß die ‚Welt des Kranken' als die des Abartigen oder Anormalen von der ‚Welt des Gesunden' abgetrennt worden ist, gefolgt von einer Abwertung des Kranken, welche im Leben der menschlichen Gesellschaft nicht gerechtfertigt erscheint. Denn es geht nicht darum, Krankheiten vorzubeugen oder sie gänzlich zu vermeiden – „Gesundheit für alle im Jahr 2000!" so lautet die Devise der WHO –, sondern wir müssen uns fragen, welchen Stellenwert die ‚Welt des Kranken' in unserem Leben einnimmt: Ist der kranke Mensch ein Anderer als der gesunde Mensch? Und – was haben beide miteinander zu tun?

Aus diesem Verhältnis des Gesunden zu dem Kranken und des Kranken zu dem Gesunden bestimmt sich nicht nur – wie zu allen Zeiten – die Medizin als Heilkunde oder Heilkunst, sondern auch die heutige Medizin als Wissenschaft. Freilich haben wir uns zu fragen, wie sich die Medizin als Wissenschaft unter anderen Wissenschaften begründen läßt: als angewandte Naturwissenschaft und Technologie oder als eine eigene wissenschaftliche Disziplin, angesiedelt zwischen Natur- und Geisteswissenschaften? Aus der Methodik ihrer Forschung oder nach ihren Inhalten, Aufgaben oder Zielen? Als eine bestimmte Art der Menschenkunde, welche „nur vom Kranksein, vom Menschen her erschlossen werden kann" (F. Hartmann)[1], oder als eine eigenständige Wissenschaft, welche „schlecht und recht" als ‚Anthropologische Medizin' (V. v. Weizsäcker) bezeichnet worden ist? Oder können wir die Medizin als eine ‚Heilkunde', ja eine ‚Heilkunst' betrachten?

Wo sind ihre Grenzen, wo ihre Durchlässigkeiten zu anderen Wissenschaftsbereichen? Was heißt *interdisziplinäres* Denken in der Medizin? Bezieht sich dieses Denken jeweils nur auf wissenschaftliche Nachbarschaftsbereiche, welche sich sozusagen aus den konkreten Fragestellungen der Medizin ergeben, oder haben wir es mit wissenschaftlichen Grundlagen zu tun, welche die Medizin von anderen Wissenschaften erborgt, den reinen Naturwissenschaften, der Psychologie, der Soziologie oder der Philosophie – um hier nur einige zu nennen?

Welches sind überhaupt die wissenschaftlichen Grundlagen der heutigen Medizin als einer eigenständigen Wissenschaft, und wo sind ihre Grenzen? Der wissenschaftliche Gegenstand der Medizin sei – so läßt sich sagen – die ‚Welt des Kranken' schlechthin.

In der Tat wird der heutige Studierende in der Medizin nach einem kurzen und in vieler Hinsicht unzureichenden Studium der sogenannten „naturwissenschaftlichen" Grundlagen der Medizin während seines klinischen Studiums in die Lehre von den Krankheiten und die vielfältigen Methoden der modernen Diagnostik und Therapie gründlich eingewiesen. Er erfährt etwas von den psychosomatischen und sozialen Zusammenhängen des Krankseins und der Krankheit; doch er erfährt kaum etwas von dem Wesen und der Bedeutung ärztlicher Tätigkeit am Krankenbett.

„Ich bin Arzt, und für den Arzt ist der kranke Mensch alles."[2] Dieser von Ludolf Krehl leidenschaftlich ausgesprochene Satz klingt – nach 60 Jahren – in der heutigen Medizin wie eine fremd gewordene Vokabel! In der Medizin als einer von außen her betrachtet mehr oder weniger geschlossen erscheinenden naturwissenschaftlich-technisch versierten Fachdisziplin scheint ein solcher Satz aus berufenem Munde eines der bedeutenden und großen Ärzte aus der ersten Hälfte unseres Jahrhunderts bereits der geschichtlichen Vergangenheit anzugehören. In der Tat deutet nichts darauf hin, daß diesem Satz bis zum heutigen Tage in der Klinik oder in der ärztlichen Praxis auch nur ein Quentchen wissenschaftlicher Allgemeinverbindlichkeit und Gültigkeit abzugewinnen wäre. Ein solcher Satz über die Einstellung des Arztes zum kranken Menschen scheint auch der heutigen Medizin nicht wissenschaftsfähig zu sein; er bleibt in ihr ebenso zur Ohnmacht verurteilt wie der Kranke selbst, an welchem letztlich nur noch der naturwissenschaftlich faßbare Prozeß interessiert, während der sogenannte ärztliche Umgang mit dem Kranken dem Pflichtgefühl des einzelnen Arztes überlassen bleibt. Freilich, eine ärztliche Deontologie scheint in den naturwissenschaftlich-technischen Bereichen der Medizin keine grundständige Funktion zu haben; sie stellt allenfalls ein Randphänomen medizinisch-ethischer Verhaltensweise in der ärztlichen Praxis dar. In solcher Situation bleibt die ‚Welt des Kranken' letzlich ohne medizinisches Interesse, sie bleibt der Medizin weitgehend verborgen.

In den folgenden Ausführungen soll der Versuch unternommen werden zu zeigen, warum es innerhalb der Medizin eigenständiger wissenschaftlicher Grundlagen der ‚Welt des Kranken' und der ‚Welt des Arztes' bedarf.

II. Die Medizin als Wissenschaft

Anders als für die reinen Naturwissenschaften der Physik und der Chemie sind die wissenschaftlichen Grundlagen der Medizin nur schwer zu bestimmen. Der Anspruch der Medizin, eine *wissenschaftliche* Medizin zu sein, wird sich nicht nur auf ihre naturwissenschaftlichen Grundlagen beschränken, welche ohne Zweifel den eigentlichen Fortschritt und das naturwissenschaftlich-technische Denken und Handeln der modernen Medizin begründet haben. Die Naturwissenschaften, ihre technologische Anwendung und Nutzung, ihre riesigen Erfolge haben schließlich jene Realisierung bewirkt, welche heutzutage nicht nur das medizinische Denken auf das naturwissenschaftlich-technische Denken vornehmlich eingrenzt, sondern zugleich in allen Spezialbereichen der Medizin ein unerwartet reichhaltiges technisches Erfolgshandeln ermöglicht, auf das heute niemand mehr ernsthaft verzichten möchte und auch wohl kaum verzichten kann.

Und doch hat die Medizin als eine eigenständige Wissenschaft aus einer solchen Entwicklung so gut wie nichts für sich gewonnen, weder für eine Wissenschaft am kranken Menschen noch auf dem Wege zu einer Wissenschaft der ärztlichen Handlungen, ihrer Zielsetzungen und ihrer Grenzen. Die Medizin profitiert von der naturwissenschaftlich-technischen Entwicklung, besitzt aber – von wenigen Ausnahmen abgesehen – kein eigenes *wissenschaftliches Konzept, auf dem sie fußt.*

Fragen wir nach der Wirklichkeit des kranken Menschen, welcher die Medizin als eine eigenständige Wissenschaft gerecht zu werden versuchen muß, so kann die rein naturwissenschaftliche Betrachtungsweise des Kranken nur einen Teil dieser Wissenschaft ausmachen. Die Medizin als Wissenschaft muß in der Lage sein, nicht nur ihre naturwissenschaftlichen Grundlagen wissenschaftlich zu begründen, sondern in ihr wissenschaftliches Denken die ‚wahre Situation‘ des kranken Menschen[3], den Arzt, das Kranksein, die Pflegenden, die Angehörigen, aber auch die Lebensgeschichte des Kranken mit ihren inneren und äußeren sozialen und beruflichen Krisen einzubeziehen.

Noch ein anderes Moment soll hier berücksichtigt werden, welches zunächst der Welt der Krankheitserscheinungen zuzurechnen ist: Der patho-anatomische Befund in seiner außerordentlichen *morphologischen* Vielfältigkeit der Krankheitsprozesse. Es geht nicht an, daß eine naturwissenschaftlich zu begründende Medizin sich fast nur noch für physikalisch-chemische Strukturveränderungen der Krankheiten interessiert und den ‚Gestalt‘-Charakter der Krankheitsprozesse, wie er sich in der Pathoanatomie darstellt, zunehmend vernachlässigt, weil man hofft, „des Rätsels Lösung“, d. h. eine erfolgreiche Beseitigung organischer Krankheitserscheinungen, sei nur durch gezielte Eingriffe in die molekular-biologische Struktur zu erreichen. Ähnliche Prinzipien gelten für gentechnologische Manipulationen im biologischen Bereich. Man verhält sich so, als gäbe es nur einen einzigen Wirklichkeitsbereich der Diagnostik und Therapie: die molekular-biologische Struktur, wie sie bei Krankheit vorgefunden wird und – ihre therapeutische Manipulation.

Die Welt des kranken Menschen kommt in diesem molekular-biologischen Wirkbereich naturwissenschaftlich-medizinischer Diagnostik und Therapie als solche nicht vor, weil die Molekularbiologie Erkenntnisse in anthropologischer Dimension weder erstrebt noch für möglich hält. Der ‚Gestalt‘-Prozeß des Krankseins und der Krankheit hingegen deutet auf eine leib-seelisch-geistige, komplementär geartete Beziehung hin, die den Satz Krehls rechtfertigt: „Der Mensch vermag seine Krankheitsvorgänge zu gestalten durch seinen körperlichen und seelischen, am besten gesagt menschlichen Einfluß auf eben diese Vorgänge. Und er ist nicht nur Objekt, sondern stets zugleich Subjekt“.[4]

Gerade angesichts eines in der heutigen wissenschaftlichen Medizin zunehmenden, ja fast ausschließlichen Interesses an molekular-biologischen Strukturen und deren Veränderung wird die Frage nicht nur nach der Welt des *‚kranken Menschen‘,* sondern auch die Frage nach seiner ‚Natur‘ und schließlich die Frage nach den Zusammenhängen zwischen der *Natur* des Krankseins und der *Natur* der Krankheit immer dringlicher und unausweichlicher.[5] Morphologische Veränderungen des Leibes, wie sie in fortgeschrittenen Krankheitsprozessen pathoanatomisch hervortreten, sind stets auch Veränderungen menschlicher Lebensgestaltung und Lebensgestalt, gleich, ob sie sich zurückbilden zu einer restitutio ad integrum der Organfunktion, oder ob sie ‚schicksalhaft‘ zum Tode führen. ‚Schicksalhaft‘ deshalb, weil dem

Kranken und dem Arzt alle therapeutischen Möglichkeiten, den Krankheitsprozeß zu wenden oder aufzuhalten, genommen sind, und zwar durch einen in den Veränderungen des Leibes sich zum Ausdruck bringenden ‚fatalen‘, d. h. unablässig zum Tode führenden Krankheitsverlauf.

Der Begriff der ‚Natur‘ wurde vor allem durch den Reduktionismus einer isoliert naturwissenschaftlichen Betrachtungsweise aus der Medizin als Wissenschaft eliminiert.[6] Das gilt insbesondere für die Fortentwicklung einer Lehre von der *lebendigen Natur des Krankseins und der Krankheit,* wie sie selbst im sogenannten ‚naturwissenschaftlichen Jahrhundert‘ der Medizin noch bestand und von den großen Ärzten dieses Jahrhunderts fraglos akzeptiert und gelehrt worden ist. Diese Lehre von der ‚lebendigen Natur‘ wurde im 20. Jahrhundert naturwissenschaftlich-technischen Vorstellungen einer vornehmlich positivistisch orientierten Allgemeinen Krankheitslehre bedenkenlos geopfert.

Auch wenn L. Krehl in seiner ‚Pathophysiologie‘ jenen Schritt nachhaltig vollzog, welchen die *Naturwissenschaft* in der Medizin lehrte, so bedeutete für ihn dennoch ein solcher Schritt stets eine ‚Spaltung‘ zwischen der naturwissenschaftlich zu begründenden Medizin und den alltäglichen Erfahrungen am Krankenbett: „Erst spät, im Verlauf meines Daseins als Pathologe lernte ich, wie das Ärztliche als etwas Neues und Bestimmendes in unsere Vorstellungen vom krankhaften Geschehen eintrat und damit Morphologisches und Funktionelles umgreift. Nur scheinbar erschöpft die Betrachtung der körperlichen Grundlage das letzte Verständnis dessen, was wir Krankheit nennen“.[7]

Über eine adäquate Lehre von der *‚lebendigen Natur‘* des Krankseins und der Krankheit verfügt die heutige Medizin als Wissenschaft nicht, selbst wenn sie einige theoretische Vorstellungen zur ‚Gestalt-Werdung‘, zur pathologischen Morphologie natürlicher Krankheitsprozesse entwickelt hat.[8] Das Problem der Gestalt-Werdung und der Gestaltung biologischer Prozesse bleibt vorerst ungelöst. Eine akribische naturwissenschaftliche Analyse dieser Prozesse bis in den molekular-biologischen Bereich hinein ist durchaus möglich und geschieht ständig. Dennoch, warum gerade *diese* und nicht *jene* Gestalt dabei entsteht, bleibt völlig unerklärt. Ja selbst die Regelhaftigkeit der Zeit-Raum-Struktur der Organ-Gestaltung in der Embryologie aufgrund bestimmter Gen-Strukturen, welche den Gestaltungsprozeß des werdenden biologischen Organismus ab ovo nicht nur konservieren, sondern auch garantieren, bleibt letztlich hinsichtlich ihrer spezifisch *morphologischen* Potenz ganz unerklärt. Wir befinden uns sozusagen erst am Anfang einer *Theorie* der *Morphogenese,* soweit sie die Ganzheit einer biologisch in Erscheinung tretenden Gestalt, also auch einer Krankheitsgestalt, betrifft.[9] Es scheint uns bisher, trotz einer erstaunlich erfolgreichen molekular-biologischen und gentechnologischen Forschung, nicht zu gelingen, über Ansätze zu einer Theoriebildung hinauszukommen.

Eine solche *Aporie* des Wissens sucht ihren Ausweg in einer reduktionistischen und positivistischen Betrachtungsweise der Krankheit. Dennoch: die *‚Ärztliche Tätigkeit‘* – so Krehl – sei nun einmal nicht nur Naturwissenschaft; sie sei zwar darin eingewurzelt mit allen Fasern und sei verloren, wenn sie diesen Grund verliere, „aber ihre Zweige wachsen anders“.[10]

Was aber sind *Natur*-Vorgänge in der Medizin, und wie geht der Arzt mit ihnen um? Dazu noch einmal Krehl: „Ich habe Angst vor Ärzten, die die Scheu und Ehrfurcht vor der Natur verloren! … Geflissentlich gepflegt wird jetzt bei uns der

Wahn, daß bei uns diese Organ- oder Einzelbehandlung einen enorm hohen Stand erreicht habe. Wer wollte die Fortschritte verkennen, namentlich in den operativen Zweigen … Aber wer kann andererseits den offenkundigen Schwindel übersehen, wie er sich so vielfach breit macht und von dem auch der Skeptiker sich kaum freizuhalten vermag, weil er durch den Sturm mitgerissen wird.[11]

Ob der Mensch ganz und gar – wie Goethe uns sagt – der ‚Natur‘ unterworfen, gleichsam in sie eingebettet und ein Teil der Natur sei, ob er als leib-seelisch-geistige, individuelle ‚Person‘ ihr Herr sei und sie zu beherrschen habe, oder ob er als ein rein biologisches Geschöpf „nur" der Gattung ‚Homo sapiens‘ angehöre, darüber streiten sich die Wissenschaften. Ein interdisziplinärer Konsens in dieser Frage wurde bisher nicht erreicht.

III. Der Kranke in seiner Welt

Ist es seine eigene Welt, welche der Kranke lebt und erlebt, oder ist es die Welt der Anderen, eine Welt, in die er in gesunden Tagen herein geboren wurde und welche ihm in der Krankheit verlorenging? Eine Welt, die ihm während seiner Gesundheit fraglos „zur Verfügung stand", eine Welt, die Gesunde und Kranke voneinander scheidet? Oder handelt es sich um eine Welt, in der der Gesunde und der Kranke gemeinsam leben, als Gesunde und als Kranke miteinander zu tun bekommen, unter Umständen voneinander „verlassen" werden? Gibt es überhaupt die ‚Welt‘ oder die ‚Eigenwelt‘ des Kranken? Leben nicht eine Unzahl kranker Menschen unter uns, denen eine Krankheit gar nicht anzumerken ist, ja läßt sich überhaupt ein prinzipieller Unterschied zwischen der Lebenswelt des Gesunden und der Lebenswelt des Kranken feststellen? Wer ist ‚gesund‘, und wer ist ‚krank‘? Geht es hier nur um die Feststellung körperlicher Laborbefunde, durch welche das ‚Gesunde‘ von dem ‚Kranken‘ getrennt werden soll? Geht es um das Denken, Fühlen oder Wollen eines gesunden oder eines kranken Menschen, welche sich voneinander unterscheiden? Geht es um ‚Macht‘ oder ‚Ohnmacht‘ im gesellschaftlichen Bereich, welche ‚Gesunde‘ und ‚Kranke‘ voneinander trennen?[12] Wie gestaltet sich das Zusammenleben Gesunder und Kranker in unserer Gesellschaft? Was bedeutet in dieser Gesellschaft körperliche oder geistige ‚Behinderung‘? Was bedeutet in ihr Krankheit oder chronisches Siechtum? Welcher ärztlichen und sozialen Hilfen bedarf der Kranke, damit sein Lebensschicksal in der sogenannten ‚Welt der Gesunden‘ sich bessert? Ist die mitmenschliche Hilfe, welche die sogenannten ‚Gesunden‘, vor allem die Angehörigen, dem Kranken angedeihen lassen, immer eine aufrichtige und echte, eine ihm wahrhaftig erscheinende und hilfreiche Hilfe?

Wo ‚fehlt‘ dem Kranken in seinen mitmenschlichen und sozialen Lebensbereichen etwas Wesentliches? Wie steht er zu sich selbst? Steht er zu sich und seinen Mitmenschen in einem anderen Verhältnis, wenn er ‚krank‘ ist, als wenn er sich und den Anderen in seiner Lebenswelt ‚gesund‘ erscheint?

Wenden wir uns dem Begriff der ‚bedingten Gesundheit‘ (F. Hartmann)[13] zu, so erhalten all diese Fragen eine besondere Modifikation; denn niemals ist ein Mensch nur krank oder nur gesund! Stets verfügt selbst der sterbende Mensch über eine Fülle organischer Funktionen, deren Fortbestehen das biologische Weiterleben noch ermöglicht. Niemals also ist der ganze Organismus krank!

Diese Lehre von der ‚bedingten Gesundheit' läßt sich auf das individuelle und mitmenschliche Leben des Kranken übertragen: Auch hier sind niemals alle leib-seelisch-geistigen Potenzen des Menschen krank, abartig oder der Zerstörung unterworfen! Stets bleibt bis zum Tode ein wesentlicher Teil des Menschen ‚gesund', ja ‚unversehrt'! Und dennoch: die ‚Andersartigkeit' des Kranken in seinem Verhalten, seinem Wesen, seinen physischen Kräften, die *eigentümliche Welt des chronisch Kranken,* dessen Lebenshorizont in tiefes Dunkel getaucht, oft keine Aufhellung erhoffen läßt, bleibt – mehr als dies durch den Zustand einer besonderen Erlebnisweise des Krankseins und der Krankheit erklärt werden kann – von den Lebensweisen der Gesunden wie durch eine tiefe Schlucht getrennt; dem Gesunden bleibt die Welt des Kranken weitgehend unzugänglich.

Dem Kranken selbst geht es da oft nicht anders: „Warum gerade ich?" so lautet häufig die ratlose und verzweifelte Frage des dem Tode geweihten Krebskranken.

Für den in eine schwere Depression geratenen Kranken ist die Krankheit wie ein „schwarzes Loch". „Niemals" kann er wirklich hoffen oder sich vorstellen, daß dieser Zustand des ‚schwarzen Loches' je sich wieder ändern wird, selbst dann nicht, wenn er Medikamente bekommt, welche ihm dazu verhelfen sollen, seinen Leidenszustand zu beenden. ‚Hoffnungslosigkeit' des ganzen Menschen und seiner Zukunft ist das Charakteristikum einer solchen Erkrankung. Der Kranke läßt auch nicht zu, daß ihm Hoffnung auf bessere Tage gemacht wird. Ein derartiges vermeintlich hilfreiches Zureden durch andere ist zumeist vergeblich oder vergrö-ßert eher die Verzweiflung! Der Kranke ist machtlos, die Angehörigen sind machtlos – und wenden sich aus diesem Grunde häufig von ihm ab – der Arzt ist machtlos (auch der Arzt wendet sich häufig vom Sterbenden ab); die Gesellschaft ist machtlos und am Schicksal *dieses* Kranken ganz uninteressiert, solange nicht allgemeinverbindliche, ethische Verhaltensformen sie davon abhalten, sich von dem Kranken abzuwenden.

„Alles ist zerstörbar", so lautet die Devise des hoffnungslos Kranken, eine Rettung ist nicht in Sicht! Es schwinden Hoffnung und Vertrauen des Kranken in den Arzt, der ihn behandelt, in die nächsten Angehörigen, welche ihm doch eigentlich zugewandt bleiben wollen und ihn auch in der Krankheit nicht verlas-sen, in die Gesellschaft, welche ihn versorgt. Zuweilen befällt den Kranken ein Gefühl der Schuld, das ihn unbeugsam zu Boden drückt und dem er sich nicht entziehen kann trotz einer ärztlichen oder mitmenschlichen Zuwendung, trotz eines Überzeugungsversuches, daß er de facto nicht in Schuld verstrickt sei. Ja selbst ein tiefenpsychologisch orientierter Zugang zu den ‚Schuldgefühlen' des Patienten vermag in einer solchen Situation nur weniges zu bewirken oder zu verändern.

In unserer Betrachtung brauchen wir uns nicht auf den seelisch-geistigen Bereich der Krankheit zu beschränken, selbst wenn die jeweilige Fachdisziplin eine derartige Unterscheidung vorzuschreiben und hier regelhaft zu unterscheiden gute Gründe hat. In der Tat, die Frage, warum nur sehr selten ein Krebskranker mit einer Depression in die psychiatrische Klinik eingeliefert wird, oder – vice versa – warum die monopolare Depression als ein typisches psychiatrisches Krankheitsbild so selten mit einer manifest werdenden onkologischen Erkrankung verknüpft ist, diese Fragen stellen uns vor große Rätsel; sie sind bisher fast völlig unbearbeitet und ungelöst geblieben.

Die ,Eigenwelt' des Kranken bleibt von der Welt des Gesunden weitgehend geschieden und – wie wir schon sagten – von dieser Welt durch einen Abgrund, eine Schlucht getrennt.

IV. Gestalt des Krankseins und der Krankheit

„Wesensgleiche Krankheiten laufen individuell ab; es gibt keine echte Gleichheit der Krankheitsbilder" (Doerr 1979). Was macht die Krankheit zu einer „individuellen" – und – von welcher Vorstellung einer „Gleichheit der Krankheitsbilder" haben wir uns zu befreien?

L. Krehl hat schon 1902 darauf hingewiesen, daß es der Medizin an einer Lehre von der ,Verschiedenheit' der Krankheiten mangele. Die einzelnen Krankheitsverläufe sind fast so verschieden wie die Kranken als Personen: „Ganz enorm verwickelt gestaltet sich so die innere Entwicklung auch des einfachsten Menschen. Eine unendliche Menge von Farbtönen fließt zum Ganzen ineinander. Aber jeder von ihnen wirkt auf den Gesamteffekt ein, allerdings der Einzelne je nach seiner Bedeutung und Stärke in sehr verschiedenem Grade".[14] Schon damals erschließt sich für Krehl die Deutung des Unbewußten im Leben des gesunden wie des kranken Menschen: „Nur ein Teil der Erfahrungen, welche wir sammelten ... entfaltet seinen Einfluß durch die Vermittlung des Bewußtseins mit Hilfe von Reflexionen. Bei weitem das meiste spielt sich ab auf dem großen Gebiete des Unbewußten."

Ganz ohne Zweifel wirkt das Bewußtsein, die Reflexion, die Ratio als solche nicht und schon gar nicht direkt auf organische Krankheitsprozesse ein, welche den ihr eigenen und oft typischen pathoanatomischen Gestaltwandel „verkörpern". Was Krankheit für das Kranksein bedeutet, läßt sich diesem Gestaltwandel selbst nicht entnehmen. Wir brauchen eine „erweiterte Pathologie", eine „Naturwissenschaft höherer Ordnung" (Doerr 1979). Die Medizin als Wissenschaft bedarf eines „erweiterten Naturbegriffes".

Doch was bedeutet in diesem Zusammenhang ,Natur' und was bedeutet ein mit dem Wirken der Natur im menschlichen Leben sich vollziehender, mit der Lebensgeschichte und Lebensgestaltung des Menschen untergründig verbundener Wandel der Gestalt im Krankheitsprozeß?

Es genügt nicht, Theoreme wie den sogenannten psychophysischen Parallelismus oder das Zusammenwirken zweier Substanzen – der Seele und des Körpers – zu beschwören, um verständlich zu machen, daß Lebensgeschichte und Krankheitsprozeß nicht einfach nebeneinander da sind oder naturwissenschaftlich-kausal aufeinander wirken, sondern daß sie in einem Komplementärverhältnis zueinander stehen und „einander wechselseitig erläutern".[15] So läßt sich als Regel aus einer neuen Erkenntnis der Zusammenhänge zwischen Kranksein und Krankheit der Satz ableiten: „Nichts Seelisches hat keinen Leib, nichts Organisches hat keinen Sinn" (V. v. Weizsäcker). Dieser Satz läßt die Konzeption einer nach leiblichen und seelischen Prozessen getrennten Allgemeinen Krankheitslehre illusorisch erscheinen, weshalb er als grundlegende Kritik an der heutigen psychosomatischen Krankheitslehre betrachtet werden muß. Ebenso scheint es nach diesem Satz illusorisch zu sein, „Seelisches" ohne Wahrnehmung und ohne Hintergrund des „Leiblichen" zu denken

oder zu lehren! Die ‚Psychologie' selbst lehnt – von daher zu Recht! – das Vorkommen der ‚Seele' als einer eigenen ‚Substanz' ab.

Aus diesem und anderen Gründen geht es nicht mehr an, die sogenannten
„klassischen" psychosomatischen Erkrankungen von anderen zu unterscheiden,
selbst wenn die psychosomatische Therapie des schwer organisch Kranken, wie etwa
die eines Nierenkranken, als solche nach den Regeln der klassischen amerikanischen
Psychosomatik unterbleiben soll, weil sie keine eingreifende Wirkung verspricht.
Wird aber eine solche Grenze künstlich gezogen, so fällt auch die zumindest
‚supportive' ärztliche Therapie des Krebskranken darunter, und man zieht sich dann
folgerichtig auch aus der ‚ärztlichen' Behandlung des Krebskranken fast ganz
zurück. Aus diesen Gründen wurde lange Zeit der Bereich in der sogenannten
‚Psycho-Onkologie' gänzlich vernachlässigt! Der Krebskranke aber bedarf der
ärztlichen Hilfe erst recht, wie *jeder* schwer organisch Kranke oder Sterbende.[16]

Noch eine andere ärztliche Perspektive wird hier deutlich und wirksam: Solange
wir die Zuständigkeit der psychosomatischen Betrachtungsweise auf die sogenannten „klassischen" psychosomatischen Erkrankungen beschränken und sie zur
Behandlung dem tiefenpsychologisch oder neuerdings auch dem verhaltensthera-
peutisch ausgebildeten Mediziner oder Psychologen zur Behandlung überlassen,
haben wir zwar einen neuen und kundigen ‚Spezialismus' kreiert; zugleich jedoch
bleibt der kranke Mensch nichts anderes als ein ‚Objekt', ein Gegenstand der
fachkundigen Therapie, ähnlich wie in der reinen naturwissenschaftlich-technisch
auszuführenden somatischen Therapie. Nur eine ‚Objektivierung' des Kranken kann
aber nicht das Anliegen der ärztlichen Tätigkeit sein; denn die Vergegenständlichung
entspricht nicht den Ängsten und Hoffnungen des Kranken, insbesondere wenn er
nicht weiß, wie es überhaupt weitergehen soll, d. h. in einer für den Kranken
aussichtslosen Situation.

Ärztlicher Rat und ärztliche Hilfe sind aber bezogen auf die ‚wahre Situation' des
Kranken, d. h. sie sind bezogen auf seine lebensgeschichtliche Situation, und zwar in
einem sehr umfassenden Bereich![17] Sie lassen sich nicht beschränken nur auf das
Organ oder den molekularbiologischen Befund der Krankheit. –

Man hat oft gesagt, die biographische Medizin (V. v. Weizsäcker) sei so etwas wie
eine verkürzte oder nicht eben von fachkundig ausgebildeten Ärzten angewendete
‚Hausarzt-Medizin': eine objektiv nachzuweisende Wirkung der psychosomatischen
Behandlung dagegen sei nur von einem in der Psychoanalyse (neuerdings auch in der
Verhaltensforschung) gründlich ausgebildeten Arzt oder Psychologen zu erwarten!
Indessen, die Spaltung der ärztlichen Tätigkeit in eine somatisch-materialistische
und eine psychologisch-deutende ärztliche Denk- und Verhaltensweise vermag nicht
zu begreifen, daß das ‚Arzt-Sein', die ärztliche Tätigkeit abhängig bleibt von einer
grundlegenden Einsicht in die ‚Untrennbarkeit' von Leib und Seele.[18]

In der ‚Pathosophie' wehrt sich V. v. Weizsäcker gegen die Auffassung, die
Biographik sei nichts anderes „als eine geringere Abart der Psychoanalyse" – oder –
„ein schlechter, ja gleichsam unerlaubter Ersatz, ein Surrogat derselben".[19] Selbst
wenn es genügend Gründe gibt, „die ganze Medizin als eine psychosomatische zu
verstehen", so umfaßt die sogenannte Biographik doch weit mehr als ‚nur' eine
Anwendung der Psychoanalyse oder einer anderen psychologischen Methode in der
Medizin: „Die Biographie ist, soweit sie Vergangenes betrifft, von eindeutiger
Faktizität".[20] Diese faktische Vergangenheit gehört zur Vorgeschichte nicht nur des

Kranken, sondern auch der Krankheit. Wir haben also die Bedeutung solcher „historischer Faktizität" für die Entstehung des Krankseins und der Krankheit zu erörtern.

Freilich, es ist dann nicht mehr möglich, Krankheit ausschließlich „naturwissen-schaftlich-kausal" zu erklären oder sie allein als das „Produkt natürlicher Kräftewir-kungen" zu begreifen.

Eine bisher kaum diskutierte wesentliche Eigenart der Biographie liegt in ihrer proleptischen Struktur.[21] Wenn wir annehmen, daß nicht nur das gelebte Leben der Gesundheit nützlich oder schädlich sei, wie es die heutige allgemeine Gesundheits-lehre behauptet, sondern daß auch das ungelebte Leben wirksam sei, so läßt sich das menschliche Leben nicht in einzelne Abschnitte zerstückeln, die einer ‚Kausalkette' entsprechen! Ein unbewußtes Motiv oder ein unbewußtes Ziel trägt zur Gestaltung des individuellen menschlichen Lebens nicht minder bei, wie bewußt getroffene Entscheidungen oder gezielte Handlungen. Die unbewußte proleptische Struktur der Biographie läßt sich mit keiner psychologischen Methode, weder der Psychoanalyse noch der irgendeiner Verhaltensänderung beliebig steuern, sie geschieht! Freilich bedarf die historische Faktizität des bisher Geschehenen in der menschlichen Lebensgeschichte eines adäquaten Verstehens und einer adäquaten Deutung. Der ‚Hintersinn' der Krankheit, das hinter ihren Symptomen Verborgene, scheint nicht allzu selten mit der proleptischen Struktur des menschlichen Lebens in einer gleichsam von dem Krankheitsprozeß geheim gehaltenen Verbindung zu stehen.

Die biographische Medizin kümmert sich also nicht nur um die faktischen Zusammenhänge gegenwärtiger Erkrankung mit der Lebensgeschichte des Kranken, sondern sie fragt zugleich, welches ‚ungelebte Leben' könnte zur Krankheit beigetragen haben? Aus einer solchen Frage läßt sich ein wohlverstandener Begriff des ‚Gesunden' noch ganz anders entwickeln als aus dem naturwissenschaftlichen Verständnis gesundheitsgemäßen Verhaltens oder sogenannter „Vorbeugung" von Krankheit: „Wer ein Sinnesorgan besäße, welches eigens für's Krankhafte da wäre und welches so stets bereit und hell wie das Auge wäre, der begriffe diese beständige Entstehung des Gesunden aus der Abwehr des Kranken am leichtesten … Man kann das Kranke nicht aus dem Gesunden ableiten, sondern muß versuchen, die Entstehung des Gesunden aus dem Kranken zu begreifen".[22]

‚Gesundheit' und ‚Krankheit' bescheren jedem Menschen ein ihm eigenes Lebensschicksal! Der Mensch wird in eine arme oder in eine reiche Familie oder in ein Land hineingeboren, das zu seinen Lebzeiten nur Kriege führt oder friedlich sich verhält. Ob den Menschen nach seiner Geburt Dürre und Hunger oder eine durch Schadstoffe versehrte Welt empfängt, kann er sich nicht wählen, sondern gerade diese Welt wird zu seinem Lebensschicksal. Anscheinend folgen auch Kranksein und Gesundsein den Gesetzen dieses Lebensschicksals. Gemeint ist eine Lebenswelt, der der Neugeborene zumindesten in den ersten Jahren seines Lebens nicht entkommen kann!

Betrachten wir Gesundsein und Kranksein im Erwachsenenalter, so läßt sich Kranksein oder Gesundsein durch eigene persönliche Entscheidungen modifizieren; sei es daß diese Entscheidungen Leben und damit Gesundheit verändern, sei es daß die eigene Entscheidung den Menschen der Krankheit gleichsam in die Arme treibt. Wie groß der Entscheidungsspielraum sein wird, der Krankheiten vermeiden hilft oder sie verstärkt, läßt sich aus der Biographie oder dem Lebensstil, vielleicht zuweilen aus vernünftig gefaßten Entscheidungen zu einer bestimmten Lebensordnung ableiten, kaum jedoch aus der Vorstellung, den Menschen de facto vor Krankheit bewahren zu können! Immer trifft eine Schädigung oder eine schwere Krankheit, die scheinbar nur von außen kommt, den Menschen schicksalhaft, oft trifft sie ihn in einem Kollektiv, zuweilen mit der Überraschung eines Blitzschlages, der ein ganzes menschliches Dasein binnen Sekunden ändert (z. B. durch eine Querschnittslähmung nach Autounfall).

Wie auch immer eine Entscheidung in Hinsicht auf die Gesundheit ausfallen mag – unwägbare Überraschungen können folgen, welche jeden eigenständigen Entscheidungsschritt zunichte machen! Zuweilen können wir förmlich sehen, wohin uns ein Leben führt, das Krankheit fördert; zuweilen jedoch bleiben die eigentlichen Zusammenhänge zwischen Lebensschicksal und Lebensgestaltung völlig verborgen.

V. Natur und Kranksein

Während naturwissenschaftliches Vulgär-Denken nach wie vor behauptet, ‚Natur‘ und ‚Geist‘ seien durch Körper und Gehirn miteinander verbunden, weiß die heutige Medizin nur weniges darüber zu berichten, in welcher Weise die vielfältigen pathoanatomischen Zeugnisse der Krankheit in ihrer ‚Vielgestaltigkeit‘ der Lebensgeschichte des Kranken folgen oder ihr ‚widersprechen‘. Alle Versuche, dem organischen Krankheitsbefund eine bestimmte seelische Situation gesetzmäßig zuzuordnen, sind weitgehend fehlgeschlagen, und die Frage: „Warum gerade hier" und „Warum gerade jetzt" bleibt in der Regel unbeantwortet. Ob ein bestimmtes Lebensschicksal sich in einer Krankheit äußert, etwa durch chronisches Siechtum, oder ob ein bestimmtes Verhalten hier und jetzt zu einer bestimmten Erkrankung führt, bleibt unausgemacht. Freilich, einer grundlegenden Veränderung kann sich das medizinische Denken kaum entziehen, sobald die Frage nach dem *Sinn* oder *Unsinn* des Krankheitsgeschehens von dem Kranken aufgeworfen wird oder er selber nach der Bedeutung oder nach dem *Wert* oder *Unwert* des Krankseins fragt.

Aus dem reinen morphologischen Befund einer Krankheit läßt sich über mutmaßliche Zusammenhänge mit der Lebensgeschichte des Kranken nur weniges sagen; wohl aber bleibt die Frage bestehen: Wann und in welchem Zusammenhang wird ein morphologisch sichtbar werdender „Krankheitsherd" (Virchow)[23] für die Lebensgestaltung des Kranken bedeutsam?

Es wäre allzu einfach, hier die ‚Natur‘ oder den ‚Geist‘ rein metaphorisch zu bemühen; geht es doch vor allem darum, sie als die gestalterisch tätigen Mächte zu begreifen, denen der Mensch mit seinem Lebensschicksal unterworfen ist.

Haben wir erst einmal festgestellt, daß die Welt des Kranken eine Fülle ungelebter Sinnbilder enthält, deren der Gesunde kaum teilhaftig werden kann, weil er sie nicht reflektiert, sondern von ihnen absieht oder sie ‚verdrängt‘, so wird uns deutlich, was Lebensgestalt und Lebensschicksal, ja letzlich Sterben und Tod des Menschen an verborgener, unseren Blicken entzogener Wirklichkeit enthalten. Als Lebende oder ‚noch Lebende‘ widersetzen wir uns oft der Faktizität der Sinnbilder des Lebens und des Todes; sie sind jedoch die eigentlichen Wirklichkeiten unseres Seins.[24] Krankheit vermeiden hieße demnach, unsterblich werden zu wollen und den Tod zu vermeiden (ihn zu „besiegen", wie es in der Sprache des Arztes – aber auch des Helden heißt!).

Die Welt des Kranken ist – wie die Welt des Lebendigen überhaupt – von Widersprüchen erfüllt, welche dem Gesunden in der Regel verborgen bleiben. Zu ihnen gehört die ‚Antilogik' des Todes, welche besagt, daß es eine Gesundheit in vollkommenem Sinne nur als ‚Unsterblichkeit' geben kann – daher die ‚Unsterblichkeit' der Götter Griechenlands, aber auch die Unsterblichkeit der Auferstandenen in der christlichen Religion. Vielleicht gibt es in uns eine *zweite Gesundheit,* welche dieser anderen Welt gewiß sich wähnt (Pascal wußte davon!).

Die in der modernen naturwissenschaftlichen Entwicklung auch enthaltenen selbstzerstörerischen Kräfte gehören zu den sozialpathologischen Folgen menschlichen Wirkens. Der ‚Homo faber' kann Leben selbst nicht „machen", ebenso wie es dem Menschen versagt ist und versagt bleiben wird, eine Galaxie an den Himmel zu stellen! Allenfalls ist ihm die Fähigkeit gegeben, an lebender Substanz, welche er vorfindet, etwas zu verändern (zu manipulieren). ‚Entstalten' und ‚Gestalten' der Natur als Prozesse ihres lebendigen Lebens sind uns – den Sterblichen – weitgehend entzogen.

Seine Ohnmacht im All der lebendigen und leblosen Natur erfährt der Mensch als Sterbender: er *ist* und *bleibt* sterblich! Wenn es daher heißt: „Der Tod der Individuen aber begrenzt, besondert und erneuert das Leben" und – „Sterben bedeutet Wandlung ermöglichen" – so müssen wir uns fragen, was ‚Wandlung' im Leben des Menschen wirklich bedeutet.[25]

VI. Pathosophie

Not, Verzeiflung, Schmerz, Sehnsucht, Entbehrungen ebenso wie unerfüllte Wünsche plagen den Gesunden wie den Kranken. Dieser ist freilich der Verzweiflung und dem Schmerz, oft auch der Entbehrung, stärker ausgeliefert als jener. Dennoch, Leiderfahrung, ein von dem Gesunden in der Regel als negativ erfahrenes Erlebnis, ist nicht allein das Kennzeichen von Krankheit. Denn Krankheit – disease – beschränkt sich auf den vom menschlichen Erleben abstrahierten Krankheitsprozeß; Krankheit gilt dennoch als ein neutrales, mit den Mitteln der naturwissenschaftlichen Erkenntnis erfahrbares ‚Objekt'; sie wird in der Regel von dem Gesunden als ‚Übel' betrachtet, das nicht sein soll; doch auch der Kranke wünscht sie, ebenso wie der Gesunde, mit allem Nachdruck hinweg!

Freilich, eine nur negative Betrachtungsweise des Krankseins, des an einer Krankheit Leidens, führt in ihrer Konsequenz zu einer Vernichtung des Kranken als Person. Wie wir bereits sagten, trennt die Krankheit den Gesunden von dem Kranken wie durch einen Abgrund, da der Gesunde – bis zum Eintritt der Krankheit – sich in der Regel nicht vorstellen kann, daß auch ihm die Gefahr des Krankseins und der Krankheit und mit ihr die Gefahr des Todes ständig droht![26] Daß auch Krankheit ‚Leben' sei, wird von dem Gesunden nur selten wahrgenommen. Während Krankheit noch im 19. Jahrhundert als „Leben unter veränderten Bedingungen mit dem Charakter der Gefahr" (R. Virchow)[27] bezeichnet wurde, bleibt im 20. Jahrhundert von dieser Betrachtungsweise nichts übrig als der Begriff der ‚Devianz', der Abweichung des Kranken als Anormalen von der ‚Norm' des Gesunden. Zugleich setzt zu Beginn des 20. Jahrhunderts in Hinsicht auf den Zustand des Gesunden und des Kranken eine unterschiedliche Beurteilung mitmenschlicher Werte-Setzung des

‚Gesunden' und des ‚Kranken' ein.[28] Sie führt schließlich dazu, das Leben des Kranken als „lebensunwert" zu betrachten und es zu vernichten. Auf der einen Seite wird leidlose Gesundheit als das höchste Glück, dagegen Schmerz und Kranksein als das stärkste Übel betrachtet, welches dem Menschen widerfahren kann. Auf den Zustand leidlosen Glückes – in der Zeit der griechischen Klassik allein den Göttern zugemessen – soll nun jeder Mensch ein Anrecht haben. Nicht nur „Gesundheit für alle im Jahre 2000" (WHO) wird gefordert; zu dem leidlosen Glück kommt jetzt auch noch ein vermeintliches ‚Recht' auf Gesundheit.[29] Der Kranke hingegen ist und bleibt der Dumme, hätte er es nur erst gar nicht soweit kommen lassen!

Durch eine gesellschaftlich wertende Spaltung in ‚Gesunde' und ‚Kranke' lassen sich jedoch Leid und Schmerz, Not und Verzweiflung, Entbehrung und Sehnsucht nicht vermeiden oder auf krankes Leben reduzieren. In Wirklichkeit wird hier ein Lebensschicksal berührt, dem *alle* Menschen – Kranke *und* Gesunde – unterworfen sind; mit anderen Worten, Leidlosigkeit als solche scheint nur im Zustand der Unsterblichkeit erreichbar – und selbst der Gedanke, der Mensch selbst könne eines Tages diesen Zustand erreichen, läßt Zweifel aufkommen, ob die erworbene Unsterblichkeit auch jenes irdische Glück verheiße, welches die Götter der griechischen Mythologie dem Menschen zugeschrieben und offensichtlich auch in ihm gesucht haben. Irdisches und sterbliches menschlich-personales Leben als Schicksalsgestalt umgreift das Kranke ebenso wie das Gesunde.

In der Existenzphilosophie bilden letztlich die ‚Angst', das ‚Geworfensein' ins Dasein und der ‚Tod' die in der menschlichen Erfahrung nicht weiter aufzulösenden Grundlagen menschlicher Existenz. In solcher Finsternis bleibt ein Nachdenken über die Befreiung oder Erlösung von diesen Übeln ziemlich nutzlos.

Der ‚Pathosophie' indessen liegt die Überzeugung zugrunde, daß „alles mit allem noch ganz anders zusammenhängt", daß der Mensch und mit ihm die menschliche Erkenntnis abhängig sei von einem Grund, „der selbst nicht Gegenstand dieser Erkenntnis werden kann".[30] Dem an der Pathosophie sich orientierenden Denken erscheint es wenig hilfreich, das ‚Ontische' – das Sein des Daseins – von dem ‚Pathischen', von seiner ‚pathischen Existenz' überhaupt zu trennen!

„Ein Schmerz nun oder eine Angst drängt uns zu einer Denkarbeit. Die Widerwärtigkeit macht uns zum Problematiker. Das ist fast eine Art von Urphänomen".[31] Oder: „Auch das Logische entsteht erst mit und in der Erfahrung der Leidenszustände".[32] Mit anderen Worten: „Nur wenn wir erfahren haben, daß die schmerzenden und quälenden Formen des Leidens über die Wahrheit weniger zu täuschen vermögen als die freundlicheren und friedlicheren Zustände, müssen sie als die belehrenderen gelten. Denn erlitten und empfangen werden die einen wie die anderen, und beide können wir nicht machen. Das ist der springende Punkt".

Schmerz und Angst können zwar Folgen von Krankheit sein, doch treffen sie den Gesunden ebenso wie den Kranken, freilich in einer jeweils anderen Weise. Vielleicht könnte es geradezu ein charakteristisches Merkmal des scheinbar Gesunden sein, daß er zwar Empfindsamkeit und Schmerz in seiner Lebenswelt empfängt, sie jedoch rücksichtslos aus seinem Leben verbannt (verdrängt): „Auf meine Gesundheit habe ich mich felsenfest verlassen, solange ich sie besaß, ja nicht einmal kam mir der Gedanke, daß dieser Zustand irgendwann sich ändern könnte" – so die Aussage eines an einem Neurofibrosarkom erkrankten Patienten *nach* der Diagnose seiner Krankheit.

Fragen wir, ob die Lebens- und Schicksalsgestalt des Kranken sich von der des Gesunden grundsätzlich unterscheidet, so hebt die sog. tiefenpsychologische Betrachtungsweise des Krankseins und der Krankheit den Unterschied weitgehend auf. Zwar fühlt der ‚Gesunde' anders als der ‚Kranke', jedoch vielleicht nur gradweise und so wie Menschen überhaupt in ihren Gefühlen ganz unterschiedlich reagieren! Nur durch den andersartigen Lebens-Modus, nicht aber durch ein verschiedenartiges Werte-Verhältnis läßt sich das Leben des Gesunden von dem Leben des Kranken unterscheiden.

Anmerkungen

[1] Hartmann, F.: Über ärztliche Anthropologie. In: Viktor von Weizsäcker zum 100. Geburtstag. (Hrsg.: P. Hahn und W. Jacob). Berlin, Heidelberg, New York 1987.

[2] Krehl, L. v.: Pathologische Physiologie, Vorwort Oktober 1929.

[3] Jacob, W.: Kranksein und Krankheit. Heidelberg 1978.

[4] Krehl, L. v., l.c.

[5] Jacob, W., l.c.

[6] Jacob, W.: Medizinische Anthropologie im 19. Jahrhundert. Mensch-Natur-Gesellschaft. Stuttgart 1967.

[7] Krehl, L. v., l.c.

[8] Jacob, W.: Gestalttheorie und Morphologenese. In: Pathomorphose. (Hrsg.: W. Doerr und H. J. Pesch). Berlin, Heidelberg, New York 1988.

[9] Doerr, W. u. H. Schipperges: Was ist Theoretische Pathologie? Berlin, Heidelberg, New York 1973, S. 12.

[10] Krehl, L. v.: Die Behandlung innerer Erkrankungen. Leipzig 1933.

[11] Krehl, L. v.: Ein Gespräch über Therapie. Dtsch. Z. Nervenheilk. 47/48 (1913) 344–351.

[12] Jacob, W.: Macht und Ohnmacht des Kranken. In: Medicus Viator. Tübingen 1959.

[13] Hartmann, F. Über ärztliche Anthropologie, l.c.

[14] Krehl, L. v.: Über die Entstehung hysterischer Erscheinungen. In: Sammlung klin. Vortr. (Volkmann), Nr. 330, Neue Folge (1902), 724–744.

[15] V. v. Weizsäcker spricht in diesem Zusammenhang von ‚Äquivalenzprinzip' (Prinzip der Vertretung). Im Sinne dieses Prinzips kann eine Wahrnehmung eine Bewegung vertreten und umgekehrt. Wenn sich aber Leibliches und Seelisches zueinander ‚komplementär' verhalten, so gilt das auch für das Verhältnis von Lebensgeschichte und Krankheitsprozeß. Auch hier herrscht ein ‚Äquivalenzprinzip'.

[16] Jacob, W.: Symptom Schmerz – Leiden als Ereignis. In: Patient, Arzt, Familie im Umgang mit Schmerz und Leid. (Hrsg.: B. Luban-Plozza). Berlin, Heidelberg, New York 1986.

[17] Jacob, W.: Kranksein und Krankheit, l.c. S. 150 f.

[18] Krehl sagt dazu (l.c. S. 12): „Auch ich bin dafür, zum Verständnis und zur Entwicklung einer Pathogenese der krankhaften Erscheinungen fest im Auge zu behalten, daß Seelisches und Körperliches auf den gleichen Menschen einwirkt und von dem gleichen Menschen ausgeht, daß beide zwar wissenschaftlich-analytisch getrennt werden, an sich aber am lebenden Wesen unauflöslich zusammengehören, weil das Seelische nicht ein Organsymptom im gewöhnlichen Sinne ist, sondern, zwar an das Nervensystem unseres Erachtens gebunden, doch einen Ausfluß des Gesamtorganismus darstellt und dessen körperliche Äußerungen auf das vielfältigste färbt, ebenso wie es von ihnen gestaltet wird. Man kann also, wie immer zu zeigen ist, eine große Anzahl von Krankheitserscheinungen, ohne das Seelische zu kennen, nicht auflösen.

Meines Erachtens ist eine erhebliche Unklarheit in die Diskussion leib-seelischer Phänomene dadurch geraten, daß einerseits die Behauptung ihrer ‚Verschiedenheit‘, andererseits die Behauptung ihrer ‚Einheit‘ einen unauflösbar erscheinenden Widerspruch erzeugt, der einer gründlicheren Diskussion in der Medizin als Wissenschaft unterworfen werden müßte, als dies herkömmlicherweise geschieht.“

19 Weizsäcker, V. v.: Pathosophie. Göttingen 1967, S. 242.

20 Weizsäcker, V. v.: l.c. 245 f.

21 Weizsäcker, V. v.: l.c. 255 ff.

22 Weizsäcker, V. v.: l.c. S. 9.

23 In seiner Arbeit „Ernährungseinheiten und Krankheitsherde“ aus dem Jahr 1852 beschreibt Virchow zunächst, jeder lokale Krankheitsvorgang finde sein physiologisches Äquivalent in einem ähnlich begrenzten einheitlichen Ernährungsvorgang und erhalte „dadurch zunächst seine Motivierung“. Es wird ein *Leben der einzelnen Theile,* eine gewisse Selbständigkeit und Autonomie desselben „anerkannt“. Dieses Leben der einzelnen Theile aber würde zu einer „bloßen Phrase ohne Inhalt, wenn man versucht, Leben und Seele zu identifizieren“. Virchow hat hier offensichtlich schon die Schwierigkeiten einer naiven psychosomatischen Betrachtungsweise in der Medizin vorausgeahnt.

24 In zweifacher Weise schadet eine Gleichsetzung des Gesundheitszustandes mit der ‚Norm‘ und des Krankheitszustandes mit der ‚Devianz‘ dem kranken Menschen wie dem Menschen in Not und Bedrängnis überhaupt. Wenn nämlich ‚leidlose‘ Gesundheit als alleinige ‚Norm‘ des Lebens gelten soll, so wird mit der ‚Krankheit‘ als der ‚Devianz‘ auch der Kranke selbst als ein möglichst rasch zu beseitigendes ‚Übel‘ für die Gesellschaft der Gesunden ‚unerträglich‘! Der Mensch muß dann sozusagen zwangsläufig mit dem Zustand der ‚leidlosen Gesundheit‘ auch dem der ‚Unsterblichkeit‘ zu erreichen suchen. Jedoch bereits Krehl wußte etwas von dem verborgenen ‚Sinn‘ des Krankseins, und V. v. Weizsäcker sagt unverblümt in einem späten Aufsatz über ‚Meines Lebens hauptsächliches Bemühen‘ (Gesammelte Schriften Bd. 7, S. 380): „Die organische Krankheit ist der Biographie als historisch-bedeutsamstes, als geistig-sinnvolles Stück eingefügt, als ob sie dazugehöre.“ Und ein wenig später heißt es über die Bedeutung der organischen Erkrankung (383): „Nun wollen wir ein Gedankenexperiment machen! Wir wollen uns das vorstellen, wozu wir im Verlauf der Dinge ein volles theoretisches Recht haben, nämlich eine völlige theoretische Beseitigung aller organischen Krankheiten durch die naturwissenschaftliche Medizin. Es soll uns gleich sein, ob in 500 oder in 5000 Jahren. Was wird dann für ein Zustand eintreten? Ich will es Ihnen sagen: Dann wird der moralische Krieg der Menschen untereinander Dimensionen annehmen, daß sie sich nach der Zeit der Krankheiten zurücksehnen werden wie nach einem goldenen Zeitalter.“

25 Weizsäcker, V. v.: Der Gestaltkreis. 4. Auflage. Stuttgart 1968, S. V.

26 Es scheint so zu sein, daß ‚Leben‘ und ‚Gesundheit‘ wie das ‚Unbewußte‘ mit dem Gefühl der ‚Unsterblichkeit‘ verbunden sind (S. Freud GW, X, 341).

27 Es war nicht nur damals in der Regel Kranksein „lebensgefährlich“, vielmehr gehörte das ‚Kranksein‘ zu einem ‚Leben unter veränderten Bedingungen‘. Also beides, die veränderten Bedingungen des Lebens wie der Charakter der Gefahr waren damals wichtige und unverzichtbare Charakteristika des Krankheitsbegriffes. Was ist davon im naturwissenschaftlich definierten Krankheitsbegriff im 20. Jahrhundert wie auch im soziologisch definierten Krankheitsbegriff der Gegenwart übriggeblieben?

28 P. Christian hat zwar im Anschluß an seine Beiträge zur Gestaltkreis-Forschung eine kleine Schrift verfaßt mit dem Titel ‚Vom Wertbewußtsein im Tun‘, in welcher er zu zeigen versucht, daß es für das Gelingen einer Handlung gar nicht gleichgültig zu sein scheint, welche Impulse der Handelnde ihr zugrunde legt. In seinem neuesten Werk ‚Anthropologische Medizin‘ (Springer 1989) geht Christian auf dieses Problem kaum noch ein. Gründlicher als bisher sollte jedenfalls untersucht werden, ob das ‚Gesundsein‘ wirklich und in jedem Fall gegenüber

dem ‚Kranksein' den höher einzuschätzenden Wert bedeutet, eine weit verbreitete Vulgär-
Meinung, deren eigentlichen Wurzeln genauer nachgeforscht werden müßte.

29   Es scheint eine merkwürdige gesellschaftliche Utopie mit dem WHO-Slogan „Gesundheit für
alle im Jahr 2000" verbunden zu sein, welche nicht nur das Gesunde als das Erstrebenswerte,
aber oft nicht Erreichbare betrachtet, sondern förmlich von einem „Recht auf Gesundheit"
spricht. Diese Juridifizierung eines Gesundheitsanspruches für jedermann erzeugt nicht nur
eine weltweit gefährliche ‚Illusion', es sei so oder dieser Zustand könne binnen der nächsten
zehn Jahre erreicht werden. Viel gefährlicher noch ist die Irreführung in Hinsicht auf die
‚Meinungsbildung' der meisten Menschen, sie könnten ein ‚Recht' auf Gesundheit einklagen
und seien in der Tat die ‚Dummen', weil sie dem Schicksal ‚krank' zu werden, nicht entgehen
vermochten.

30   Der Satz vom Grundverhältnis durchzieht das Weizsäcker'sche Werk wie ein roter Faden. Er
wird vielleicht besonders eindeutig in den ‚Anonyma' entwickelt, aber schon im ‚Gestaltkreis'
definiert. Dort heißt es: „Die Physik setzt voraus, daß einem Erkenntnis-Ich eine Welt als sein
Gegenstand gegenübergestellt sei. In der Biologie begegnet dem selbstlebenden Ich ein
lebendes Wesen, und sie befindet sich daher in einer Abhängigkeit, deren Grund selbst nicht
Gegenstand werden kann. Dieses Verhältnis zu einem Grund ist also nicht ein Verhältnis
zwischen zwei erkennbaren Dingen (wie z. B. im Kausalnexus), sondern ein Verhältnis zu
einem Verborgenen. Was für den Biologen gilt, gilt auch für das biologisch erfaßte Lebewesen.
Es verhält sich entweder bewegend oder wahrnehmend, entweder handelnd oder erkennend,
wobei aber ein gesetzliches Verhältnis gegenseitiger Verborgenheit waltet. Wir nennen es das
Grundverhältnis; es bezeichnet das Verhältnis jener beiden Seiten des biologischen Aktes, und
es bedingt einen Dualismus des Begriffes der Wirklichkeit."

31   Weizsäcker, V. v.: Pathosophie, l.c. S. 11.

32   l.c. 42: Wenn „die schmerzenden und quälenden Formen des Leidens über die Wahrheit
weniger täuschen vermögen als die freundlicheren und friedlicheren Zustände", so kann es
nicht nur die „Belehrung" sein, die den Leidenden oder den Kranken, nicht aber den
Gesunden erreicht. Es sei denn, daß „Leid" und „Schmerz" auch eine Lebensform des
Gesunden seien!

Ausblick

Von der Welt des Kranken in historischer, literarischer, pathologisch-anatomischer und klinischer Sicht war in den vorliegenden Beiträgen die Rede, jener Eigenwelt des pathischen Menschen, wie sie erlebt, erlitten und mit wissenschaftlichen Methoden vielfältig reflektiert sein will. Nur in Ansätzen konnte dieser „Kosmos Pathos" dargestellt werden; er sollte aber auch nicht – wie Wolfgang Jacob immer wieder betont hat – aus der medizinischen Forschung ausgespart bleiben oder ausgeklammert werden, zumal der „Homo patiens" selbst mehr und mehr bereits zu einem „Thema der Forschung" geworden sei. Seine Leiden und Leidenschaften müßten daher – so Jacob – „in engstem Zusammenhang mit seiner menschlichen und mitmenschlichen Existenz gesehen werden".

Wolfgang Jacob ging es stets um die – wie er das selber einmal ausgedrückt hat – „pathische Struktur des menschlichen Daseins", um jenen kranken Menschen, der nicht nur Objekt, sondern auch Subjekt des ärztlichen Denkens und Handelns sein sollte.

Daß es sich bei diesem „logos" um „pathos" um ein klassisches Thema der Theoretischen Pathologie handelt, ging zur Überraschung der Herausgeber aus allen vorliegenden, scheinbar so heterogenen Aspekten der Beiträge eindeutig hervor.

*

Diese Thematik ist nicht von heute und gestern! Blicken wir heute zurück auf das Gesamtwerk von Rudolf Virchow, dem Altmeister der Pathologie, so finden wir hier schon die Prinzipien und Kriterien einer Krankheitslehre, die über die Positionen der traditionellen Medizin hinaus einen Einblick in die Anthropologie des Krankhaften zu nehmen suchte und damit in die Welt des kranken Menschen. Basis dieser neuen Pathologie war für Virchow die Naturwissenschaft, ihr eigentlicher Ausdruck aber die Anthropologie, Anthropologie als „die Erfahrenswissenschaft vom Menschen", als die Lehre vom ganzen Sein und Wesen des Menschen.

Es ist sicherlich kein Zufall, daß auf der 21. Tagung der Deutschen Pathologischen Gesellschaft in Freiburg (1926) ihr Vorsitzender, der Heidelberger Pathologe Paul Ernst als den Therapeuten für „die Krankheit des Zeitalters" Goethe mit seiner so „großartigen einheitlichen Vorstellung des Naturganzen" empfahl, Goethe, „der an die Stelle der mathematischen Folge und ihrer mechanischen Notwendigkeit die Anschauung einer Lebenseinheit der Natur setzte", Goethe als den „Kündiger der reinen Anschauung, aus der alles Denken, Erkennen, Wissen und Schaffen fließt", Goethe eben als „den Naturforscher, Naturdeuter und Naturschauer".

Daß Pathologie letztlich „nur von der Sache, das heißt vom Logos von Pathos, von der Frage nach dem Wesen des Krankhaften und der Krankheiten aus betrieben werden" könne, das hatte der Freiburger Pathologe Franz Büchner auf der 42. Tagung der Deutschen Pathologischen Gesellschaft in Wien (1958) mit der ihm eigenen Leidenschaftlichkeit betont, um damit sogleich auch ein energisches Plädoyer für die „Theoretische Pathologie" zu verbinden. Es sei die zentrale Aufgabe jeder Wissenschaft, zunächst einmal „Theorie zu sein, das heißt alles Pragma in der Theorie zu einem Kosmos zu ordnen und zu beruhigen, in einem Kosmos, der von Anbeginn den Einzelerscheinungen immanent ist".

In diesem Sinne haben wir die „Eigenwelt des Kranken" unter den verschiedensten Gesichtspunkten behandeln wollen, und nur in diesem Sinne haben die Herausgeber dieser kleinen Festschrift den kühnen Untertitel gegeben: „Anthropologische Grundfragen einer Theoretischen Pathologie".

Druck: Druckerei Zechner, Speyer
Verarbeitung: Buchbinderei Schäffer, Grünstadt